Santé & bien-être par les huiles essentielles

Crédit photographique

Toutes les photographies sont de Franck-Alexandre Rozet

La Massane
Les Joncades Basses
13210 Saint-Remy-de-Provence
www.edisud.com

ISBN 978-2-7449-0910-8

Martine Bonnabel-Blaize

Santé & bien-être par les huiles essentielles

Conseils & recettes d'une pharmacienne-herboriste

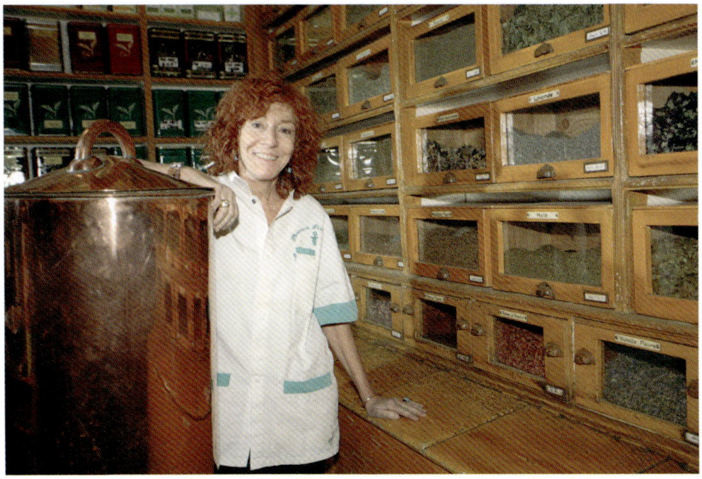

édisud

Sommaire

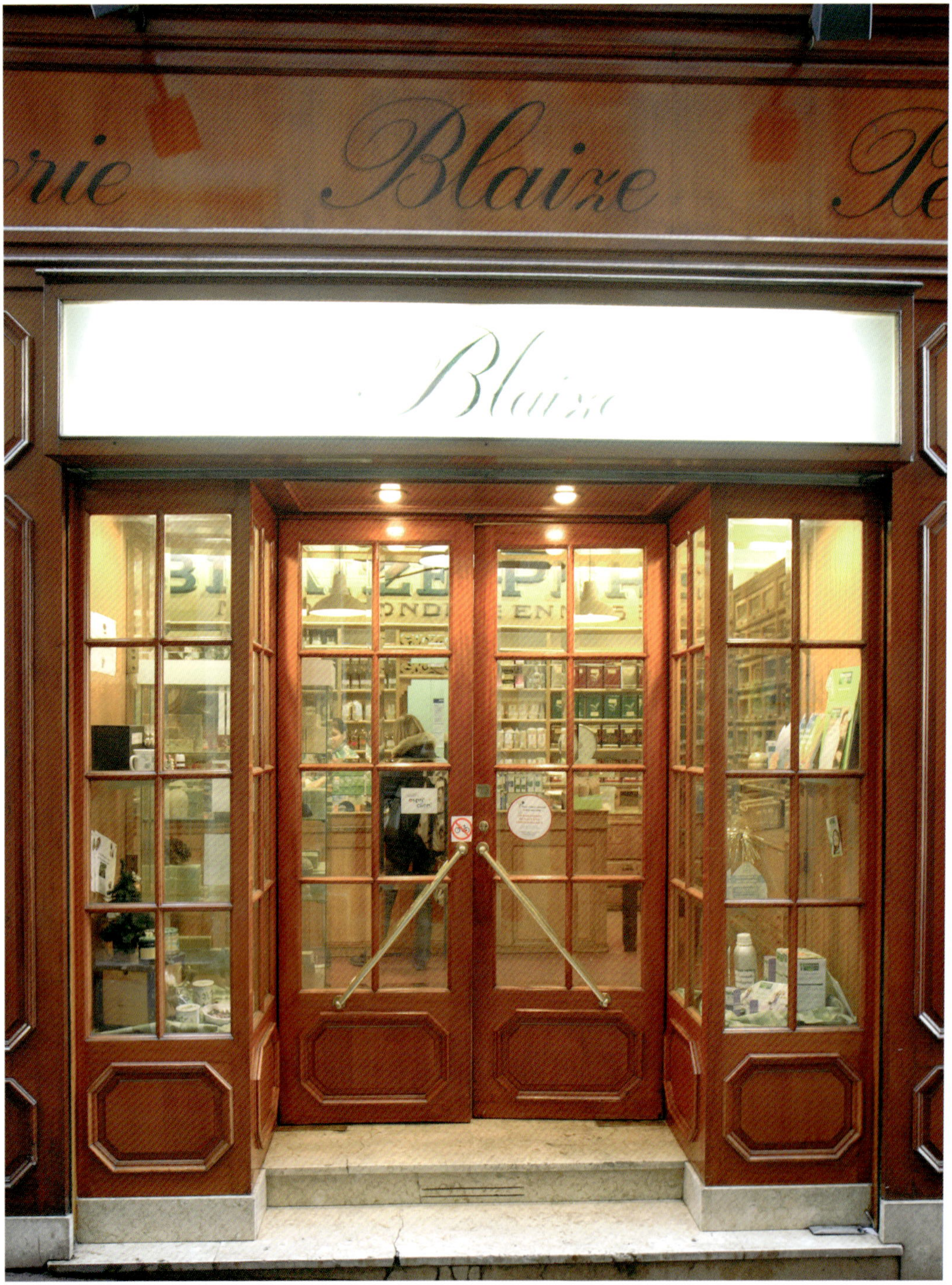

L'herboristerie du Père Blaize

Avant-propos

Les années passées à conseiller la phytothérapie aux côtés de mon père ont beaucoup compté dans la passion professionnelle qui m'anime et j'y ai déjà fait largement référence dans mon premier ouvrage consacré aux plantes. Parallèlement, j'ai toujours cherché à élargir mon champ (c'est le cas de le dire !) d'investigation : j'ai donc souhaité aborder un autre domaine que celui de mon père et j'avoue avoir été très heureuse de lui montrer que l'on pouvait soigner encore plus vite et fort avec les plantes.

Dans les années 70/80 les huiles essentielles étaient peu présentes à l'officine, hormis celles, classiques, tirées de nos plantes aromatiques de Provence. Je me souviens que mon père conseillait les huiles essentielles de thym, lavande ou romarin pour assainir et purifier la maison. Il faut reconnaître que c'était bien maigre comparé au choix actuel.

Avec l'enseignement du Dr Valnet, j'ai pu augmenter mes connaissances en aromathérapie et le travail quotidien au sein de l'officine m'a fait progresser dans le bon usage des huiles essentielles.

En effet, au tout début, je préparais des huiles de massage à la demande, d'abord pour mon entourage proche (famille, amis), puis pour certains clients.

Grâce à l'ancienneté et à la renommée de la pharmacie-herboristerie du Père Blaize (une enseigne datant de 1815 et dirigée par la même famille, cela ne court pas les rues...), j'ai la chance de bénéficier d'une clientèle fidèle, ce qui m'a permis d'affiner mes préparations, de les doser de mieux en mieux, car j'avais, et j'ai toujours, les avis et les sensations immédiates de l'usager.

Par ailleurs, depuis une dizaine d'années, de nombreux médecins se sont spécialisés en aromathérapie et prescrivent de ce fait des préparations magistrales à base d'huiles essentielles telles que gélules, suppositoires, sirops, pommades, gels, crèmes, ovules, huiles de massage... : tout un arsenal thérapeutique capable de soulager, voire de guérir bien des maux et autant de préparations que nous réalisons chaque jour et qui nous permettent de parler en connaissance de cause.

À mon avis, le comptoir officinal est ce qu'il y a de mieux pour conseiller, tester et voir évoluer les demandes et les tendances en aromathérapie.

En effet, les huiles essentielles ont actuellement le « vent en poupe », on en trouve partout (alimentation, cosmétiques, diète) mais comme en toute chose, l'excès devient vite un défaut. Il faut donc savoir en user à bon escient et surtout respecter à la fois la posologie et la durée du traitement.

De même que j'ai voulu transmettre par écrit mes connaissances en phytothérapie (*cf. Santé et bien-être par les plantes*), je récidive aujourd'hui avec cet ouvrage pratique sur les huiles essentielles, destiné à tous ceux qui souhaitent aborder avec naturel et efficacité leur santé tout autant que leur hygiène de vie. J'ai choisi au fil des pages de proposer un ensemble de recettes et de conseils afin de faciliter l'utilisation des huiles essentielles tout en minimisant le plus possible tout risque et toute toxicité pour l'usager.

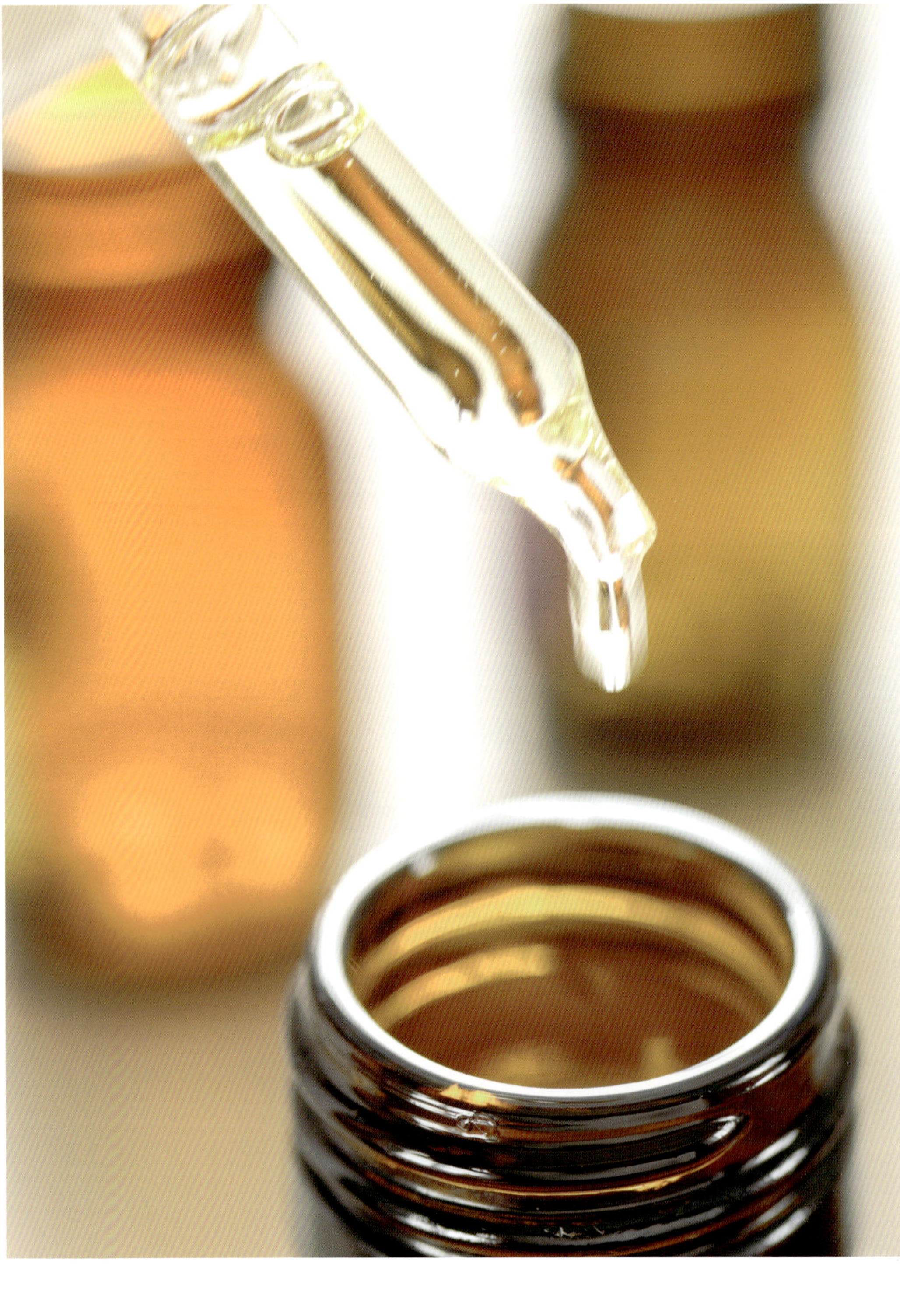

Indications générales

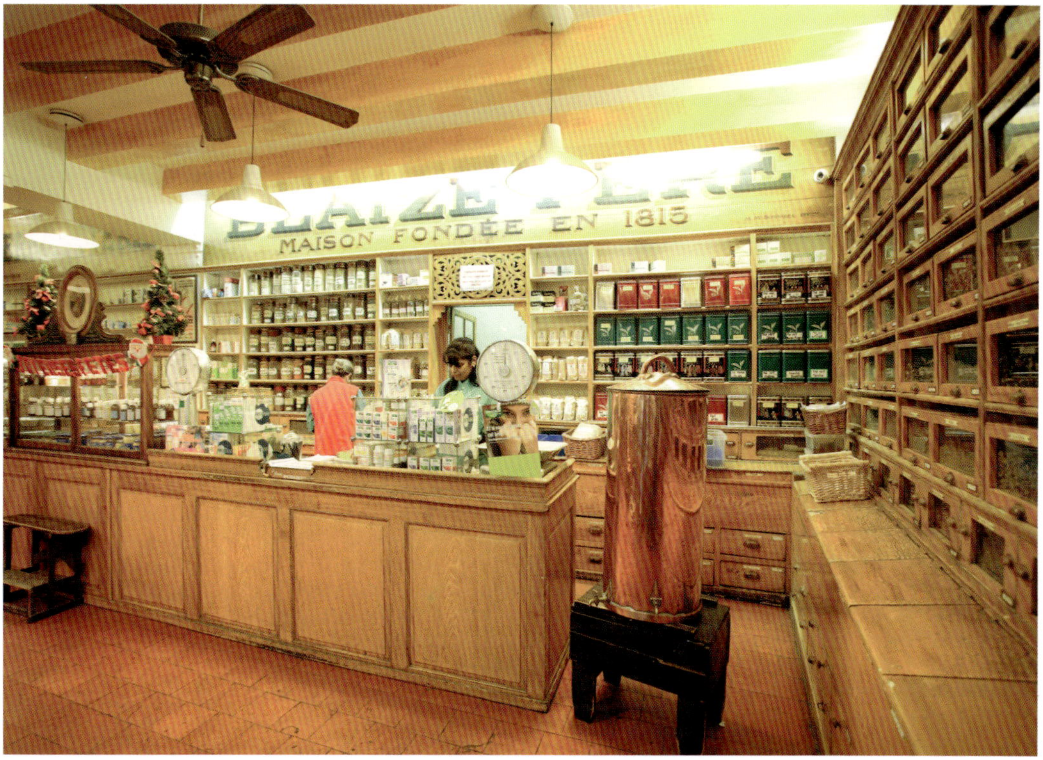

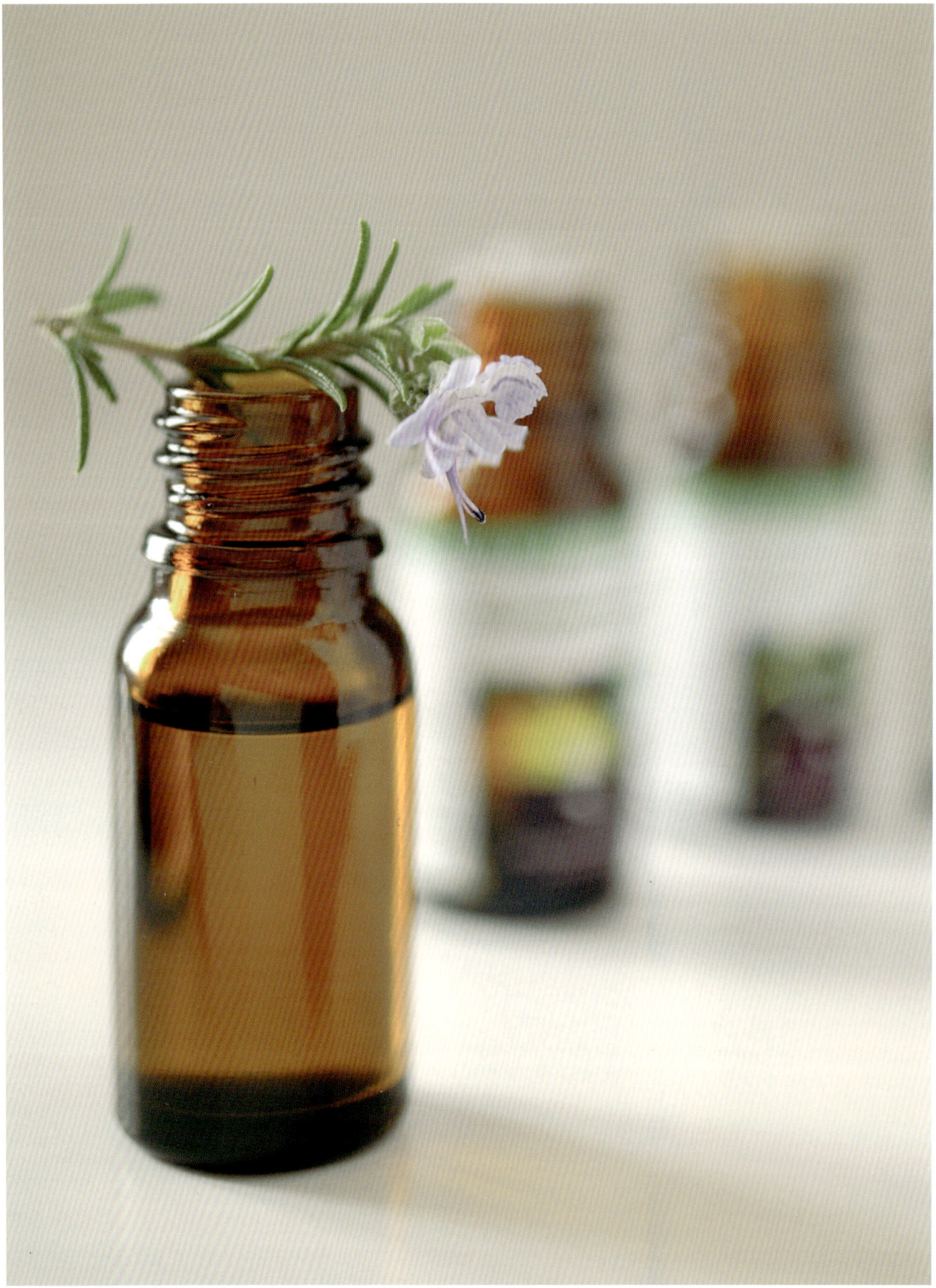

Évolution de l'aromathérapie

Les huiles essentielles, appelées aussi « essences » sont des substances odorantes et volatiles contenues dans les végétaux, et extraites soit par entraînement à la vapeur d'eau, soit par expression. Les huiles essentielles sont largement répandues dans le règne végétal et certaines familles en sont particulièrement riches, notamment la famille des Labiées dont font partie la lavande, le thym, le romarin, etc.

Le terme « arôme » a donné « aromates » pour désigner les plantes utilisées en cuisine et plus particulièrement nos « herbes de Provence ». Il suffit de froisser dans la main quelques fleurs de lavande ou quelques feuilles de thym pour se rendre compte à quel point le mot « aromate » est approprié.

Les huiles essentielles, dans le végétal, sont localisées soit dans des cellules sécrétrices isolées, soit dans des organes sécréteurs tels que poches, canaux ou poils.

Deux modes d'extraction sont pratiqués :

— par expression pour tous les zestes d'agrumes,

— par distillation pour les plantes à huiles essentielles.

Depuis l'Antiquité, on connaît les propriétés antibactériennes et antiseptiques des huiles essentielles.

Les Égyptiens les ont grandement utilisées pour momifier leurs morts et avec quel succès !

Plus tard, les Grecs firent grand cas des huiles à parfums et s'en servirent dans l'art de guérir. Lors de l'épidémie de peste d'Athènes, Hippocrate célèbre médecin, prescrivit de grands feux de genévrier, de cèdre, de bois odoriférants et de plantes aromatiques.

Les Romains, eux, cultivaient les plantes aromatiques. Lors de la grande épidémie de peste, Esculape, pour sauver Rome, conseilla de pratiquer des fumigations de plantes à essences comme le romarin, le laurier, la sauge, la cannelle, le girofle.

En France, en 1628, à Toulouse, lors de l'épidémie de peste qui a fait plus de 50 000 victimes, quatre voleurs étranglaient les pestiférés pour les voler dans leur maison. Ils furent arrêtés et, pour ne pas être pendus, acceptèrent de livrer le secret qui les protégeait contre la peste. Il s'agissait d'un liquide qu'ils respiraient et répandaient autour d'eux pour se protéger. On le baptisa : **vinaigre des quatre voleurs**.

À Marseille, en 1720, le problème se posa à nouveau. Les voleurs avouèrent la formule de leur vinaigre, légèrement différente de celle des voleurs de Toulouse. Préparé en macération dans du vin blanc, on y trouvait : absinthe, marjolaine, sauge, girofle, angélique, romarin, laurier, camphre. Une fois de plus, les quatre voleurs eurent la vie sauve.

Les apothicaires agrémentèrent cette formule en y ajoutant cannelle, muscade, calamus, et bien sûr de l'ail ! Puisqu'on était à Marseille. Par la suite, l'usage des huiles essentielles et des parfums continua de se développer, mais il fallut attendre le XXe siècle pour que l'utilisation des huiles essentielles serve à des fins thérapeutiques.

C'est en 1928 que le pharmacien français René Gattefosse inventa le terme d'« aromathérapie ». Au cours d'un accident survenu dans le laboratoire d'une parfumerie, il se brûla gravement la main et eut le réflexe de la plonger dans un récipient contenant de l'huile essentielle de lavande. Sa brûlure guérit très rapidement et sans séquelle. Cet incident conduisit Gattefosse à s'intéresser davantage aux propriétés curatives des huiles essentielles ainsi qu'à leur composition chimique.

L'autre grand nom de l'aromathérapie est celui du Dr JeanValnet. Ce médecin français reprit les recherches de Gattefosse, alors qu'il était chirurgien pendant la Seconde Guerre mondiale. Les médicaments allopathiques étant rares en cette période difficile, il eut l'idée d'utiliser les huiles essentielles comme substitut efficace à la médecine classique.

C'est grâce au Dr Valnet si, de nos jours, l'aromathérapie fait partie intégrante de la tradition médicale française. Actuellement de nombreux médecins soignent par les huiles essentielles et ils sont tous les « fils spirituels » du Dr Valnet.

Il est important d'avoir recours à un médecin aromathérapeute car l'auto-médication n'est pas recommandée surtout par voie interne, étant donné l'hyperactivité des huiles essentielles. On peut toutefois les utiliser soi-même dans la mesure où l'on applique tous les principes de précaution (voir plus loin).

Depuis une dizaine d'années, de nombreuses personnes veulent se soigner par les HE, car c'est un moyen efficace et beaucoup plus rapide que l'utilisation des tisanes. On remarquera toutefois que le nombre d'huiles essentielles est limité par rapport au nombre de plantes utilisées en phytothérapie. En effet toutes les plantes ne contiennent pas d'huiles essentielles, ce qui explique que l'aromathérapie ait des possibilités moins vastes, mais sûrement plus percutantes quant au résultat. L'attrait du naturel associé à la notion de bien-être a fait prendre conscience des bienfaits du massage à base d'huiles essentielles. La voie externe est en effet un bon moyen pour se soigner par soi-même.

On sait également maintenant à quel point les senteurs peuvent agir sur le psychisme et améliorer l'humeur.

MÉTHODES D'EXTRACTION DES HUILES ESSENTIELLES

Par expression à froid

Il suffit de presser entre ses doigts un zeste d'orange ou de citron pour comprendre à quel point il est simple de pratiquer l'expression à froid ! On voit gicler l'huile essentielle par éclatement des cellules. Cette méthode s'applique uniquement aux agrumes : orange, bigarade, bergamote, cédrat, pamplemousse, citron, mandarine etc.

Par distillation à la vapeur d'eau

Ce procédé par entraînement à la vapeur d'eau est très ancien puisque ce sont les Arabes (fin du viie siècle) qui l'ont mis au point. On attribue à Gerber l'invention de l'alambic. Une iconographie abondante montre les officines arabes de cette époque utilisant cet appareil absolument nouveau et permettant de fabriquer alcools et huiles essentielles.

La plante à distiller est mise dans l'alambic, lequel va être traversé par un courant de vapeur d'eau. Cette vapeur va entraîner, après condensation dans un serpentin réfrigérant, les principes volatils peu solubles dans l'eau.

Par décantation dans un récipient spécial appelé « vase florentin », l'huile essentielle qui flotte à la surface va être séparée de l'eau de distillation encore appelée hydrolat.

Ce procédé s'applique pour toutes les parties du végétal : feuilles, fleurs, écorce, racines, graines. La distillation peut se faire aussi bien avec des plantes fraîches que des plantes sèches, mais très souvent et à cause du lieu de culture, les plantes sont distillées sur place, sur le lieu même de récolte.

La pharmacopée n'accepte que ces deux modes d'obtention car ce sont les seuls qui ne vont pas modifier la composition chimique des huiles essentielles.

Le terme d'huiles essentielles est récent, il est apparu dans le codex pharmaceutique seulement en 1972.

Auparavant on utilisait le mot « essences ». De nos jours, ce terme s'applique davantage aux huiles pour usage externe. Pour l'usage interne, on emploie toujours l'appellation « huiles essentielles » (HE ou he).

RENDEMENT DE PRODUCTION

La quantité d'huile essentielle obtenue varie énormément selon la plante d'origine.

— Avec 100 kg de lavande, vous obtenez 1 kg d'huile essentielle.

— Avec 100 kg de camomille romaine, vous obtenez 200 g d'huile essentielle.

— Avec 100 kg de cyprès, vous obtenez 3 kg d'huile essentielle.

Ce faible rendement de production explique le prix souvent élevé des HE et la tentation de les falsifier. Pour lutter contre ce problème, seul un contrôle rigoureux par chromatographie permet d'affirmer sa qualité et sa pureté. Le plus faible rendement se retrouve surtout pour les huiles essentielles de rose, de jasmin et de fleurs d'oranger (néroli). Il faut 60 000 fleurs de roses pour obtenir 30 g d'huile essentielle de rose !

Il est important de savoir également de quelle partie de la plante il s'agit : l'exemple le plus probant est celui du bigaradier encore appelé oranger amer. On utilise dans cet arbre les feuilles, les fleurs et le zeste du fruit. Les feuilles donnent l'huile essentielle de « petit grain », les fleurs, celle de « néroli » si appréciée en parfumerie et pâtisserie, le zeste donne l'huile essentielle de bigarade utilisée en liquoristerie. Ainsi, suivant la partie exploitée, les propriétés thérapeutiques diffèrent.

Il est également important de connaître l'origine du végétal : par exemple, l'écorce de cannelle la plus appréciée et la plus recherchée est celle de Ceylan plutôt que celle de Chine, car elle seule contient de l'aldéhyde cinnamique en forte proportion. De même pour l'huile essentielle de thym, il est important de savoir la source d'approvisionnement car suivant le pays d'origine, elle sera plus ou moins riche en thymol, en carvacrol ou en linalol.

C'est grâce à la chromatographie que l'on peut différencier ces variétés d'espèces.

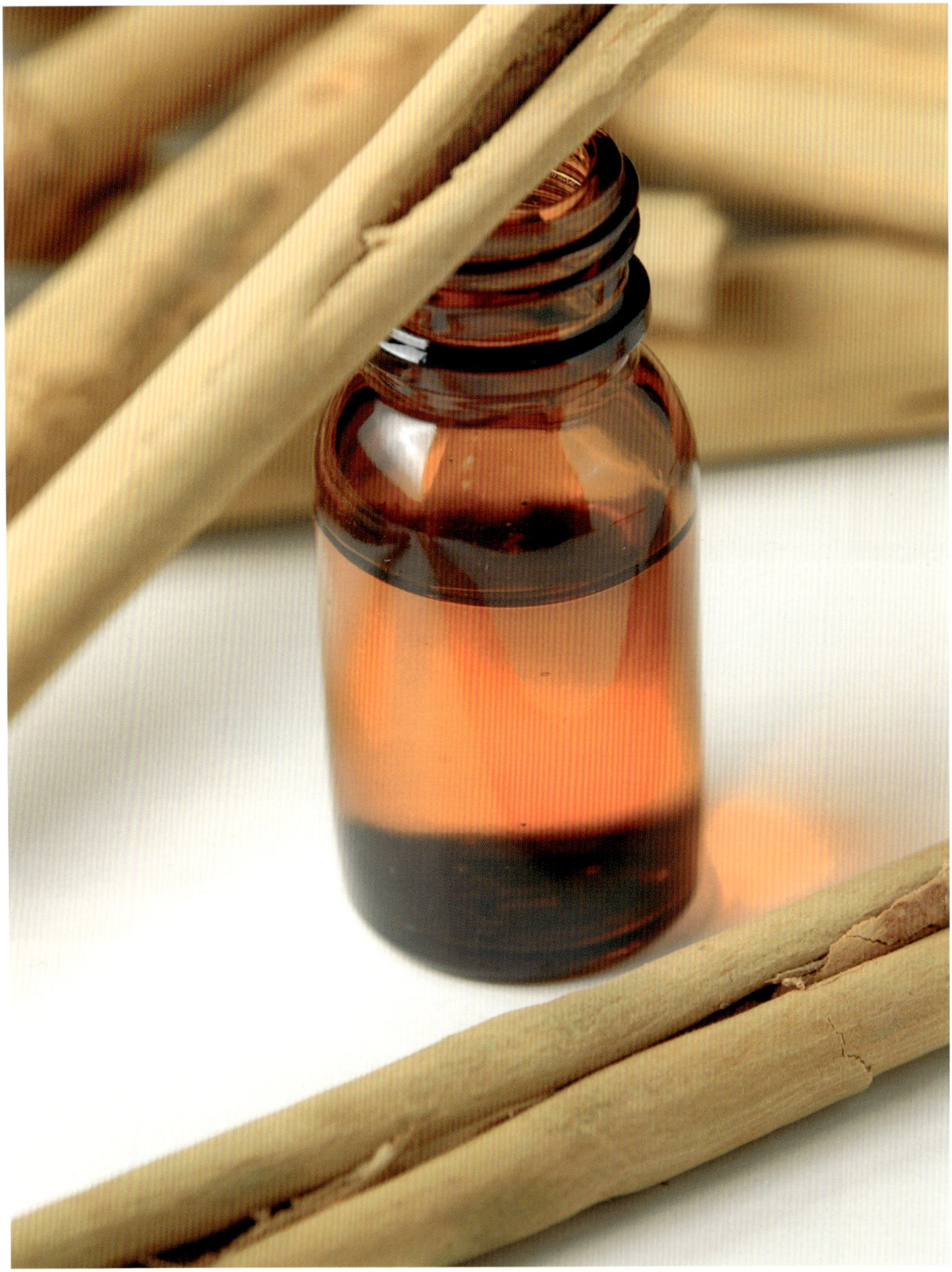

Huile essentielle de cannelle

ASPECTS & PROPRIÉTÉS PHYSIQUES DES HUILES ESSENTIELLES

Malgré leur différence de constitution, les huiles essentielles possèdent en commun un certain nombre de propriétés physiques.

— Elles sont généralement liquides à température ordinaire.

— Elles sont volatiles et entraînables à la vapeur d'eau.

— Elles sont en général incolores ou jaune pâle sauf,

He cannelle : brun rouge
He girofle : brun rouge
He camomille matricaire : bleu-vert
He vétiver : marron
He bouleau : noire

— Leur densité est généralement inférieure à « un » sauf He de cannelle, girofle et ail.

— Elles sont très peu, voire pratiquement pas solubles dans l'eau, mais elles lui communiquent toutefois leur odeur (cf. hydrolat lors de la distillation).

— Elles sont solubles dans la plupart des solvants organiques et dans les huiles végétales.

— Elles sont sensibles à l'oxydation et donc de conservation limitée.

— Elles sont sensibles à la lumière et à la chaleur.

De ces propriétés découlent les principales précautions à prendre pour les conserver : il faut des flacons de petite taille, bien bouchés, en verre brun ou en aluminium et si possible à basse température. Une huile essentielle se conserve une année si l'on respecte ces conditions de stockage.

COMPOSITION CHIMIQUE DES HUILES ESSENTIELLES

Elle est complexe, cependant on trouve en général de nombreux constituants appartenant principalement à deux grands groupes chimiques.

Des composés terpéniques

On trouve surtout des monoterpènes : les carbures peuvent être acycliques, monocycliques, ou bicycliques et porteurs de groupements fonctionnels variés.

— alcools

Ex. : géraniol (géranium rosat)
menthol (menthe poivrée)
linalol (lavande officinale)
bornéol (romarin à camphène)

— cétones

Ex. : thuyone (thuya)
carvone (carvi)

— esters

Ex. : acétate d'isobornyl (sapin picea mariana)

— phénols

Ex. : thymol (thym)

— aldéhydes

Ex. : citral (citron, mélisse)

Des composés aromatiques

Les composés aromatiques sont moins répandus que les monoterpènes. Ce sont soit des allylphénols soit des aldéhydes.
Ex. : aldéhyde cinnamique (cannelle de Ceylan)
vanilline (vanille)
eugénol (clous de girofle)
anéthol (fenouil, anis vert, badiane)
estragol (estragon)

EMPLOI DES HUILES ESSENTIELLES

Elles sont utilisées dans de nombreux domaines. Pour soigner bien sûr : il s'agit de l'aromathérapie que nous allons développer dans ce livre. Traditionnellement leurs propriétés pharmacologiques permettent de soigner les pathologies de plusieurs domaines : dermatologie, affections ORL, troubles gastro-intestinaux, troubles urinaires. À faibles doses, on les retrouve comme aromatisant dans l'alimentation et en pharmacie. On les rencontre aussi très fréquemment dans l'industrie de la parfumerie et des cosmétiques ainsi qu'en liquoristerie.

PRÉCAUTIONS D'EMPLOI

La priorité des priorités est de garder en mémoire que les huiles essentielles sont **insolubles** dans l'eau. Par conséquent, on ne peut pas ingérer d'huile essentielle versée dans un verre d'eau : en effet la personne souhaitant absorber ce liquide va s'irriter tout le pourtour de la bouche sans pour autant réussir à avaler la quantité d'huile essentielle nécessaire pour se soigner. De même, il ne faut pas mettre les huiles essentielles directement dans l'eau du bain. Il faut, au préalable, les avoir dissoutes dans une base hydrodispersante, afin de faciliter leur emploi et bien sur leur efficacité. Autre précaution d'usage : ne jamais utiliser d'huile essentielle pure sur la peau ou les muqueuses, sauf cas exceptionnel comme l'huile essentielle de lavande, d'hélichryse ou de tea-tree.

IMPORTANT ÉGALEMENT

Ne jamais s'exposer au soleil après s'être massé avec une huile contenant des huiles essentielles d'agrumes (car elles sont photo-sensibilisantes).

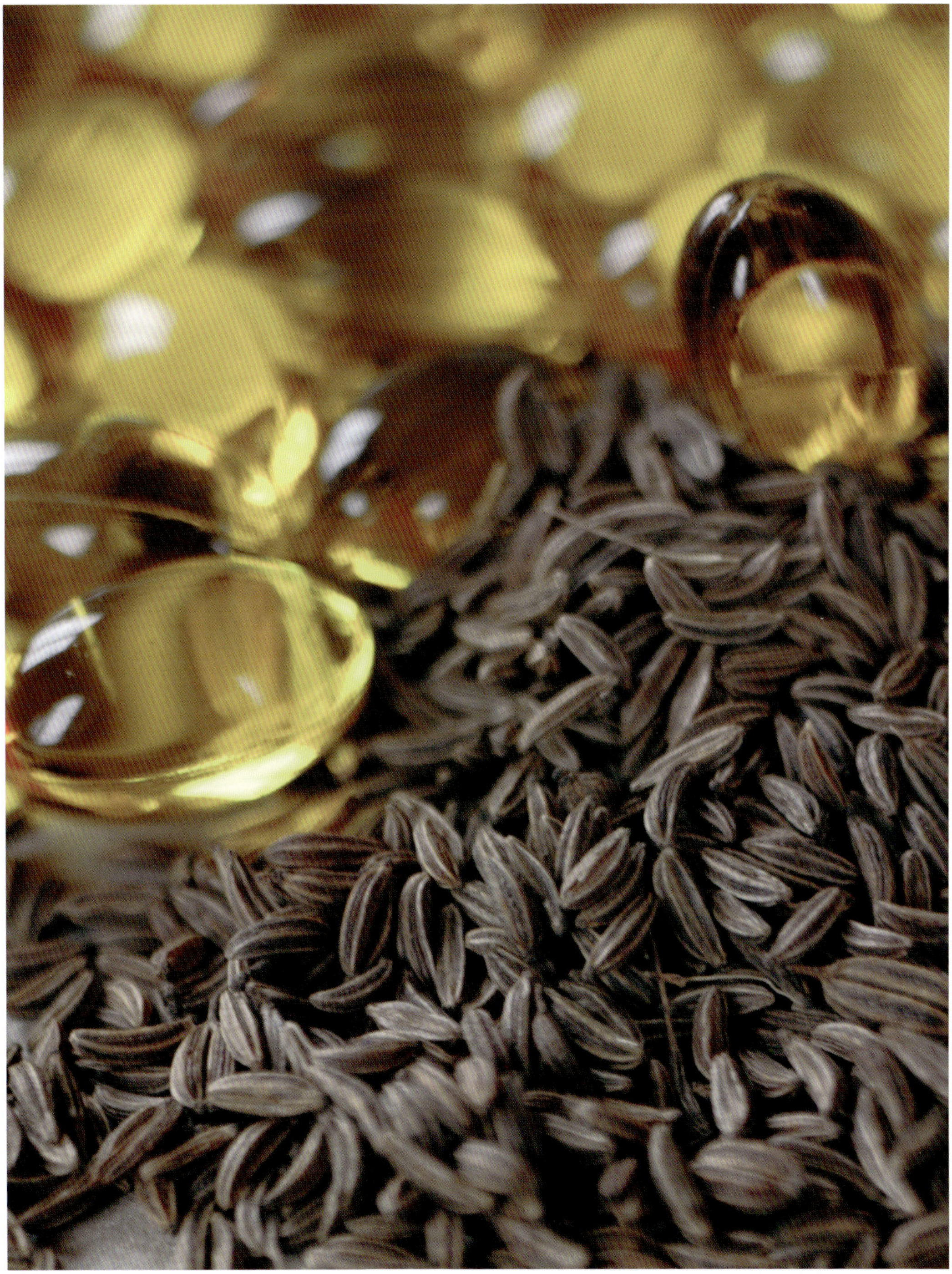

Gélules de carvi

C'est pour cela que les huiles végétales sont nécessaires pour faciliter l'usage des huiles essentielles. Elles vont jouer leur rôle de véhicule huileux afin de permettre la pénétration des HE par voie cutanée.

Toutefois elles ne se contentent pas d'être des excipients, car elles vont apporter à la peau vitamines et agents nourrissants très précieux en dermocosmétologie.

Sur le visage, on ne doit jamais utiliser les huiles essentielles pures : il faut impérativement les diluer dans une huile végétale choisie en fonction de la nature de la peau.

Je mets souvent en garde les futures mamans de ne pas utiliser les huiles essentielles pendant les quatre premiers mois de la grossesse.

De même les petits enfants jusqu'à 6-7 ans ne doivent pas absorber d'huiles essentielles par voie orale (sauf sur prescription médicale formelle). L'utilisation par voie externe est recommandée tout en respectant scrupuleusement les proportions.

ATTENTION

— Ne jamais laisser de flacons d'huiles essentielles à portée des enfants.

— Ne pas utiliser n'importe comment une huile essentielle que vous ne connaissez pas. Demander la posologie et la voie d'absorption à votre pharmacien.

— Les huiles essentielles ne sont pas anodines, donc pas d'usage intempestif sous prétexte qu'elles sont naturelles !

— En cas d'absorption importante (**à partir de 5 ml = 200 gouttes**), contacter le centre anti-poisons le plus proche de votre domicile.

— Après avoir pratiqué un massage à base d'huiles essentielles, bien se laver les mains avant tout geste comme, par exemple, se frotter les yeux ! En effet, les HE peuvent se montrer très irritantes pour les yeux.

LÉGISLATION & TOXICITÉ DES HUILES ESSENTIELLES

La majorité des huiles essentielles est en vente libre, ce qui ne m'empêche pas de prodiguer les mises en garde en vue de leur utilisation. Il y a dix huiles essentielles qui ne peuvent être délivrées qu'en pharmacie. Il s'agit des HE de : **absinthe, armoise, cèdre, hysope, sauge, thuya, tanaisie, anis, badiane et fenouil**.

Les sept premières peuvent se révéler toxiques en cas de surdosage car elles contiennent des cétones qui ont une action convulsivante à forte dose.

Le pharmacien ne peut les délivrer que sur prescription médicale en réitérant les règles d'utilisation et de posologie.

Les huiles essentielles de : **absinthe, badiane, anis, fenouil** et **hysope** font l'objet d'une réglementation particulière car elles contiennent de l'anéthol.

Elles ne sont délivrables (en nature ou en préparations magistrales) que sur prescription médicale avec inscription sur ordonnancier.

Heureusement certaines de ces huiles, qui ont un risque de toxicité par voie interne, sont surtout utilisées en usage externe, comme par exemple l'HE de cèdre et de thuya.

Bien que moins toxiques, d'autres huiles essentielles ne sont utilisables que par voie externe : il s'agit notamment de l'HE de gaulthérie encore appelée wintergreen et de celle de romarin à camphre. D'autres huiles essentielles présentent des risques chez les enfants car elles sont irritantes pour la muqueuse respiratoire. Il s'agit des HE à phénols comme celles de thym, origan, sarriette, qu'il vaut mieux ne pas utiliser dans un diffuseur. Au risque de paraître pointilleuse, je préfère insister sur toutes ces mises en garde, afin que l'aromathérapie soit une aide efficace pour toute la famille et non pas un problème pour se soigner.

MODE D'UTILISATION DES HUILES ESSENTIELLES

Trois voies d'administration s'imposent : externe, interne ou par diffusion

Voie externe

C'est une voie très importante en aromathérapie car les huiles essentielles traversent facilement la peau. La perméabilité de la peau se situe sur trois niveaux : l'épiderme, le derme et l'hypoderme. Ces trois niveaux sont riches en graisses (sébum), ce qui explique pourquoi les huiles essentielles diffuseront facilement à travers cette barrière cutanée. On pourra avoir une action tantôt locale tantôt plus générale du fait de la vascularisation importante de l'hypoderme. Il faut toujours faire un test préalable sur la peau (à l'intérieur de l'avant-bras par exemple) pour savoir si on tolère la ou les huiles essentielles : pour cela imprégner une gaze de quelques gouttes et l'appliquer sur la peau pendant environ deux heures. Si aucune manifestation allergique (rougeur, picotement, prurit) n'apparaît, on peut pratiquer l'application du produit. Il y a plusieurs possibilités d'utiliser les huiles essentielles par voie externe.

Pures

C'est un mode d'utilisation exceptionnel qui s'applique à très peu d'huiles essentielles. On retrouve surtout la lavande, l'hélichryse et le tea-tree.

Diluées dans les huiles végétales

En règle générale la proportion d'huiles essentielles est de 1 à 2 % pour le visage et 10 à 20 % pour les soins du corps. J'associe toujours plusieurs huiles essentielles de façon à ce qu'il y ait une synergie d'action mais il ne faut pas dépasser plus d'une dizaine d'huiles ensemble. Quant aux huiles végétales qui servent de véhicules, je les choisis en fonction du type de peau, du type de massage souhaité et du type d'action (locale ou plus étendue). La dissolution dans les huiles végétales va permettre une bonne diffusion dans la peau et les muscles et sera plus utilisée quand on veut agir en profondeur. La préparation de ces huiles se fera soit pour les massages, soit pour les bains. Un grand choix d'huiles s'offre à nous :

— Pour le massage du corps, j'aime bien prendre l'huile de germe de blé, l'huile de sésame, l'huile d'amande douce ou l'huile de noyaux d'abricot.

— Pour des cas particuliers, j'ai parfois recours à l'huile de millepertuis, à l'huile de calendula, de camomille ou de macadamia.

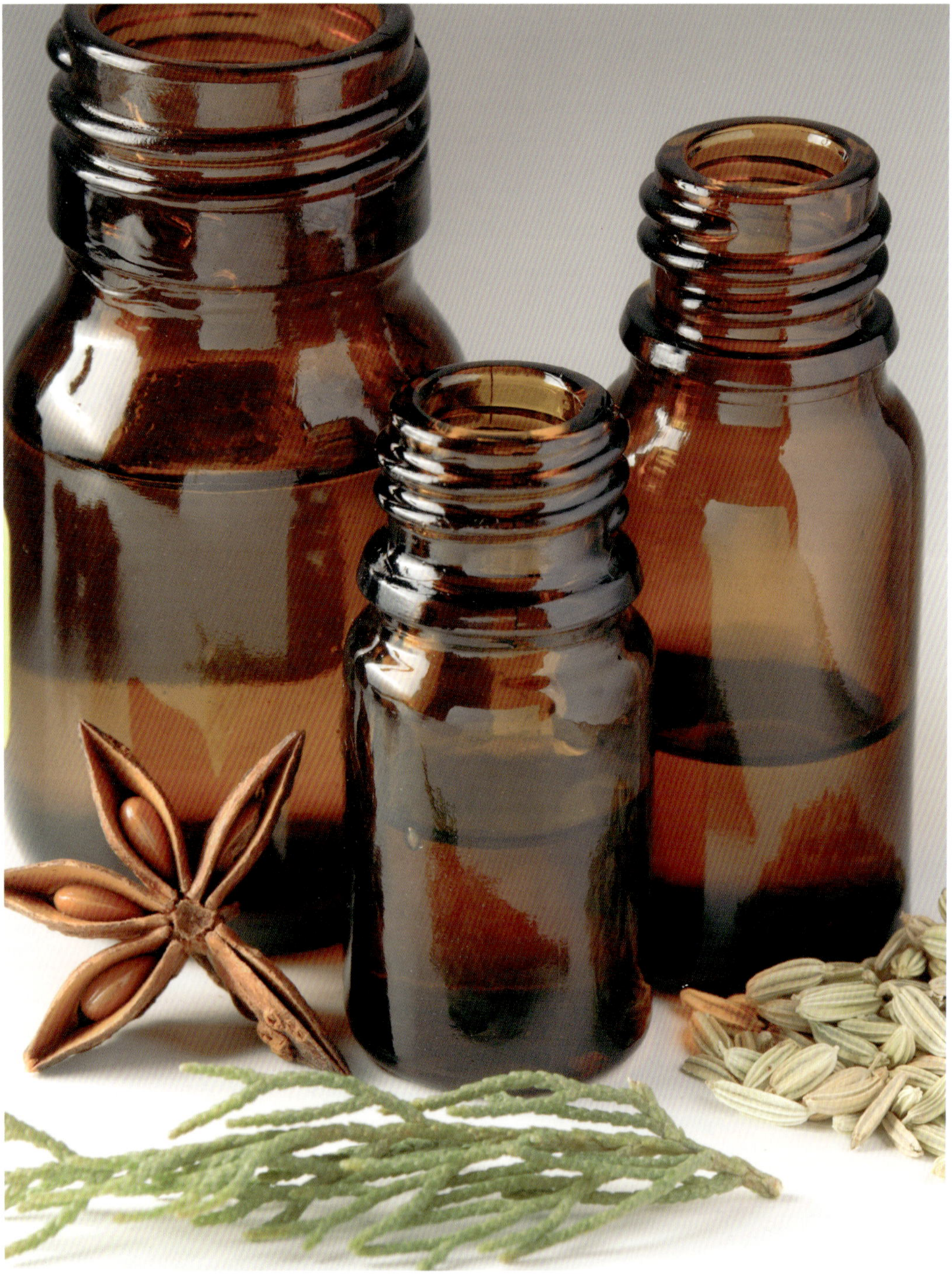

Huiles essentielles de badiane, cyprès, fenouil

— Pour les soins du visage, en fonction de la nature de la peau, on va retrouver les huiles d'argan, de bourrache, de camomille, de carotte, de jojoba, de noisettes, d'onagre et de rose musquée.

— Pour les soins du buste, une seule huile végétale : celle de pâquerette.

— Pour les soins du cuir chevelu, quatre huiles reviennent en permanence : huile d'avocat, de macadamia, de vison et de ricin.

— Pour dissoudre les huiles essentielles dans l'eau du bain, je préfère utiliser une base hydro-dispersante (labrafil) plutôt que de l'alcool qui va dessécher la peau.

Diluées dans des solutions alcooliques

Le meilleur solvant est sans conteste l'alcool à 90° : il va servir dans la fabrication d'alcoolats tels que ceux de citron, romarin, violette que l'on a plaisir à utiliser en eaux de toilette ou comme base à la préparation de frictions et de lotions dans lesquelles on va intégrer d'autres huiles essentielles.

J'aime bien la forme friction quand on veut soulager rapidement et en surface une zone douloureuse. La forme lotion, elle, est appréciable pour préparer des solutions actives sur le cuir chevelu, le visage ou le corps : j'aime associer des teintures-mères, des hydrolats, de l'alcool camphré ou du vinaigre. Tout est fonction, bien sûr, de l'effet souhaité et de ce que l'on veut soigner.

Diluées dans les argiles

Qu'elle soit blanche, verte ou rouge, l'argile va très bien s'associer aux huiles essentielles pour s'utiliser en masque ou en cataplasme. La proportion des huiles essentielles à incorporer reste inchangée :

— 1 à 2 % pour le visage

— 10 à 20 % pour le corps

Il est évident que l'action va être uniquement locale étant donné l'imperméabilité de l'argile, toutefois l'effet purifiant de l'une potentialisera l'effet antiseptique des autres.

Diluées dans les shampoings

C'est un moyen facile, efficace et rapide pour traiter un problème au niveau du cuir chevelu, mais il faut bien sûr le compléter par une huile capillaire ou une lotion capillaire adaptée au cas précis.

En sauna facial

Il faut au préalable diluer les huiles essentielles dans un peu d'alcool à 90° puis les incorporer à la décoction de fleurs utilisées pour nettoyer le visage. Une vingtaine de gouttes suffisent pour la valeur d'un bol de décoction. On reste au-dessus des vapeurs pendant 15 minutes afin que les pores de la peau puissent s'ouvrir et bénéficier de l'effet assainissant des huiles essentielles.

Voie interne

Orale

C'est la voie la plus pratique à utiliser, à condition de bien respecter la posologie prescrite.

Si l'huile essentielle n'est pas irritante pour la muqueuse buccale, la voie perlinguale est préférable car plus rapide du fait du passage des huiles essentielles par voie sanguine.

Si le goût trop fort rebute l'utilisateur, je conseille un support solide comme un morceau de sucre ou une mie de pain. Ceci est valable évidemment dans la mesure où les huiles essentielles se prennent pures. La posologie pour un adulte est en moyenne de 6 gouttes par jour (2 gouttes réparties 3 fois dans la journée).

On diminue de moitié la posologie pour un enfant entre 8 et 15 ans.

En cas d'infections aiguës, la posologie peut aller jusqu'à 15 gouttes par jour pour un adulte, mais toujours dans une courte période (en moyenne 10 jours, sauf avis du médecin aromathérapeute qui peut décider de prolonger un traitement à fortes doses).

Il arrive que la prise de l'HE pure soit mal tolérée, dans ces conditions plusieurs solutions sont possibles : comme pour la voie externe, on peut diluer les huiles essentielles dans différents solvants tels qu'alcool, huiles végétales, sirops, teintures-mères. Le pourcentage de dilution est en moyenne de 10 %, de façon à ce que l'on absorbe toujours 10 gouttes d'huile essentielle en prenant 50 gouttes 2 fois par jour de la préparation liquide.

Lorsque les huiles essentielles sont mal tolérées au niveau gastrique, c'est la forme gélules que je privilégie : les huiles essentielles sont alors dispersées dans un support pulvérulent (lactose ou poudre de plante) jusqu'à obtention d'une masse sèche facile à mettre en gélules. Il est clair que cette forme galénique est pratique pour respecter une prise régulière.

Il arrive que l'on prépare des gélules spéciales dites à enrobage entérique. Le principe consiste à tremper les gélules dans un bain d'acétophtallate de cellulose, afin que les gélules contenant les huiles essentielles ne puissent se déliter qu'au niveau intestinal et non pas gastrique. Cette forme galénique est préparée sur prescription médicale.

Voie rectale

Bien sûr, on retrouve les suppositoires et les micro-lavements.

La forme suppositoire est pratique pour soigner les enfants, elle permet de donner des quantités plus importantes d'huiles essentielles sur un court laps de temps en cas d'infections aiguës.

Les micro-lavements s'adressent de préférence aux adultes. Ils se font à l'aide d'une micro-poire et les huiles essentielles sont toujours diluées dans une huile végétale, comme par exemple l'huile d'olive ou l'huile de pépins de raisin.

Voie vaginale

En priorité ce sont les ovules que l'on prépare ; toutefois certaines femmes préfèrent utiliser les micro-poires pour pratiquer une injection vaginale. Tout dépend, une fois de plus, du problème à traiter. Pour les ovules, les huiles essentielles sont diluées dans un excipient spécial, adapté pour être coulé dans des moules. Pour les micro-lavements vaginaux, les huiles essentielles sont diluées dans de l'huile d'amande douce.

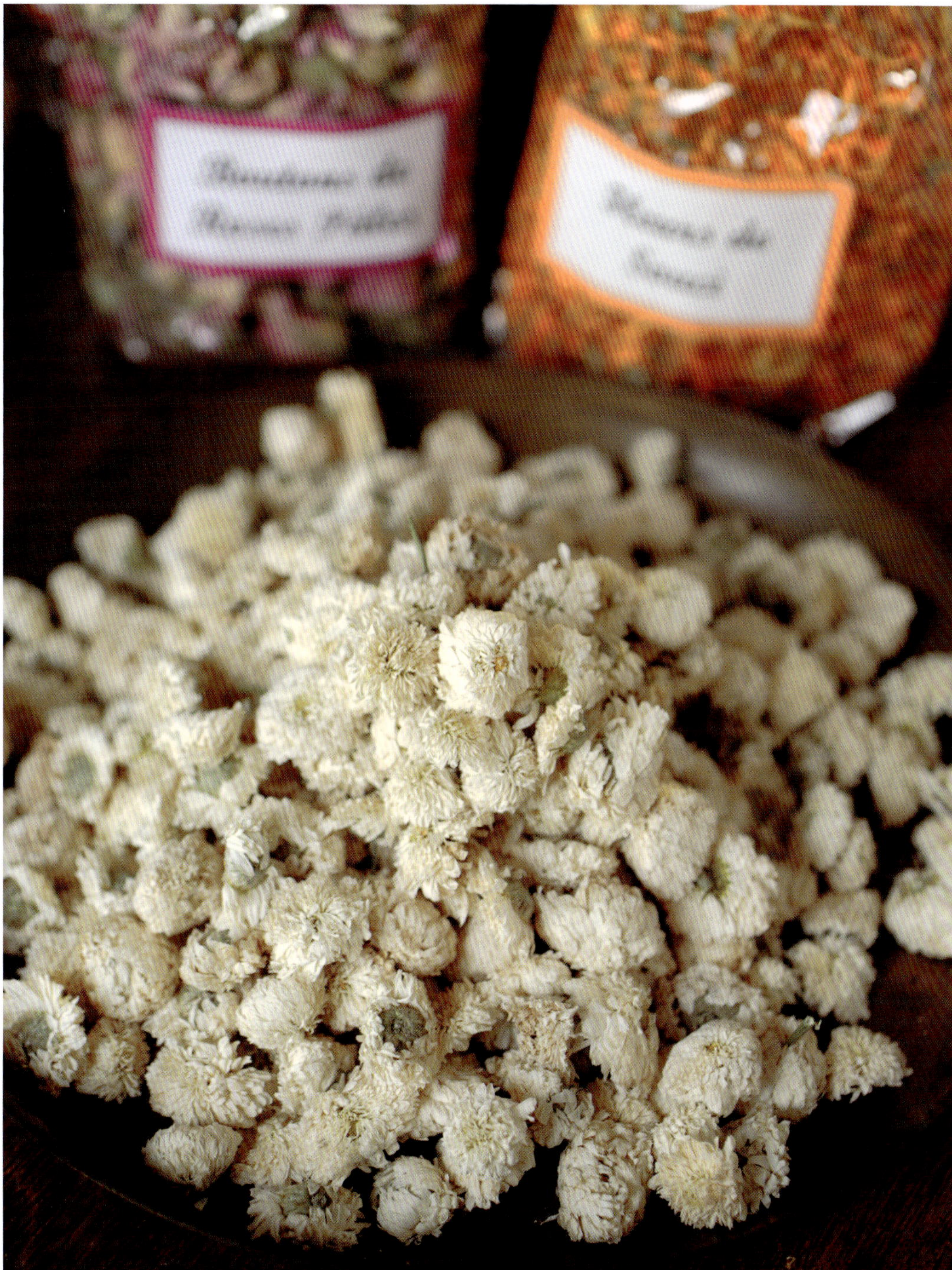

La camomille permet de fabriquer de l'huile végétale

Par diffusion

C'est un mode idéal pour combattre les infections ORL et broncho-pulmonaires.

Pour ce faire, j'aime conseiller des inhalations sèches (qui consistent à respirer les huiles essentielles pures sur un mouchoir). On peut aussi utiliser un diffuseur électrique, afin que les huiles essentielles se répandent dans l'atmosphère, ce qui permet ainsi d'assainir et désinfecter tout un appartement. On peut mettre la diffusion des huiles essentielles à profit pour éloigner les insectes, pour créer toutes sortes d'ambiances (relaxante, stimulante, apaisante, etc.) ou tout simplement pour parfumer agréablement la maison.

Il n'est pas nécessaire de diffuser longtemps dans une pièce : 10 à 15 minutes suffisent à désinfecter un local. On peut répéter plusieurs fois par jour la diffusion ; toutefois pour les enfants, je conseille de diffuser quand la chambre est vide et surtout d'éviter les huiles essentielles riches en phénols telles que thym, origan ou sarriette irritantes pour les muqueuses.

DOSAGES PRATIQUES À MÉMORISER

1 cuillerée à café = 5 ml = 200 gouttes
1 cuillerée à soupe = 15 ml
40 gouttes d'HE = 1 ml
1 goutte d'HE = environ 0,02 g

Ces calculs simples permettent de mieux doser lorsque l'on fait ses propres mélanges mais pour ma part, je trouve plus simple pour l'utilisateur que nous préparions nous-mêmes (en pharmacie) les solutions, afin d'éviter des surdosages.

aa : à parties égales
qsp : quantité suffisante pour…

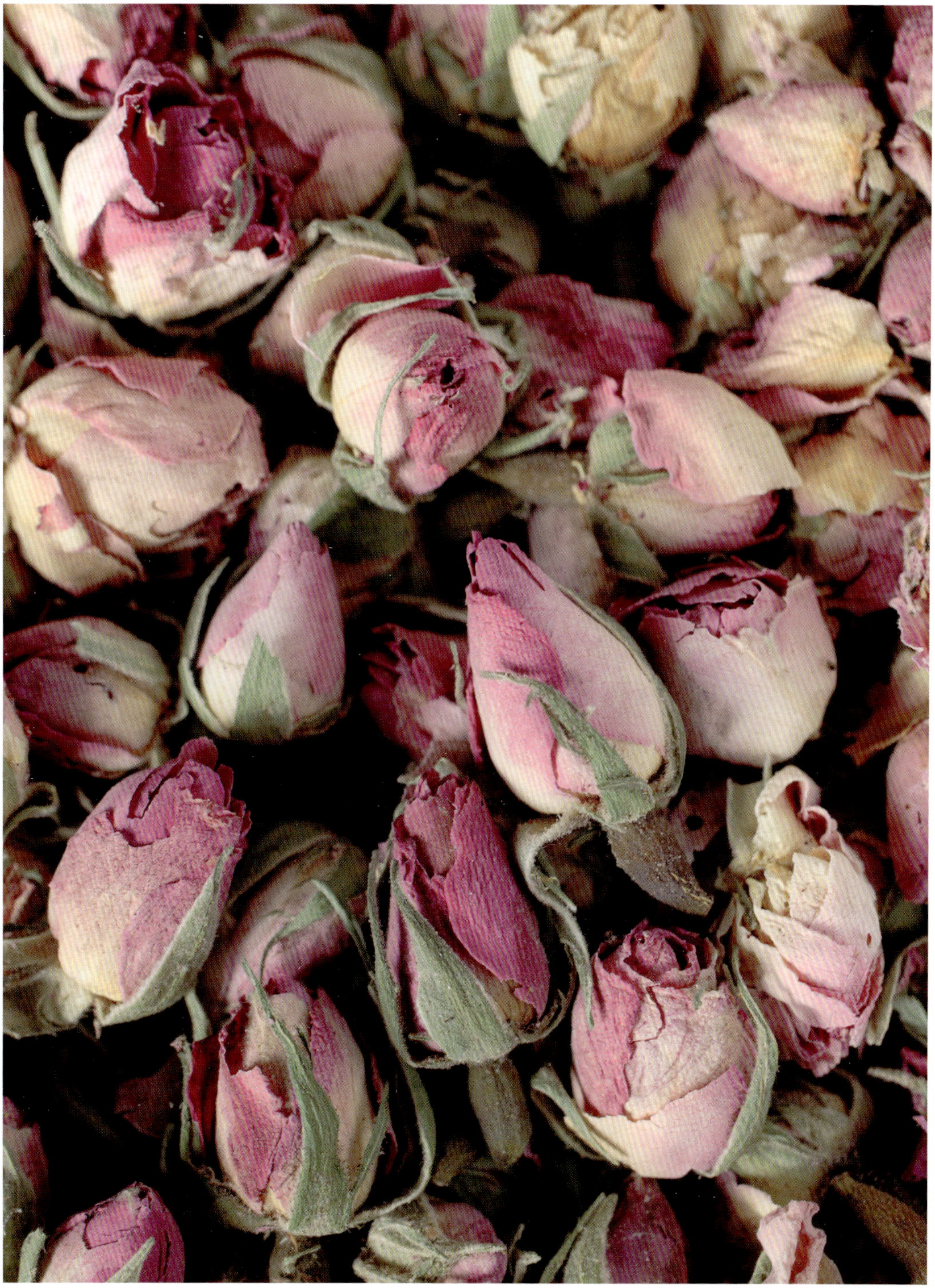

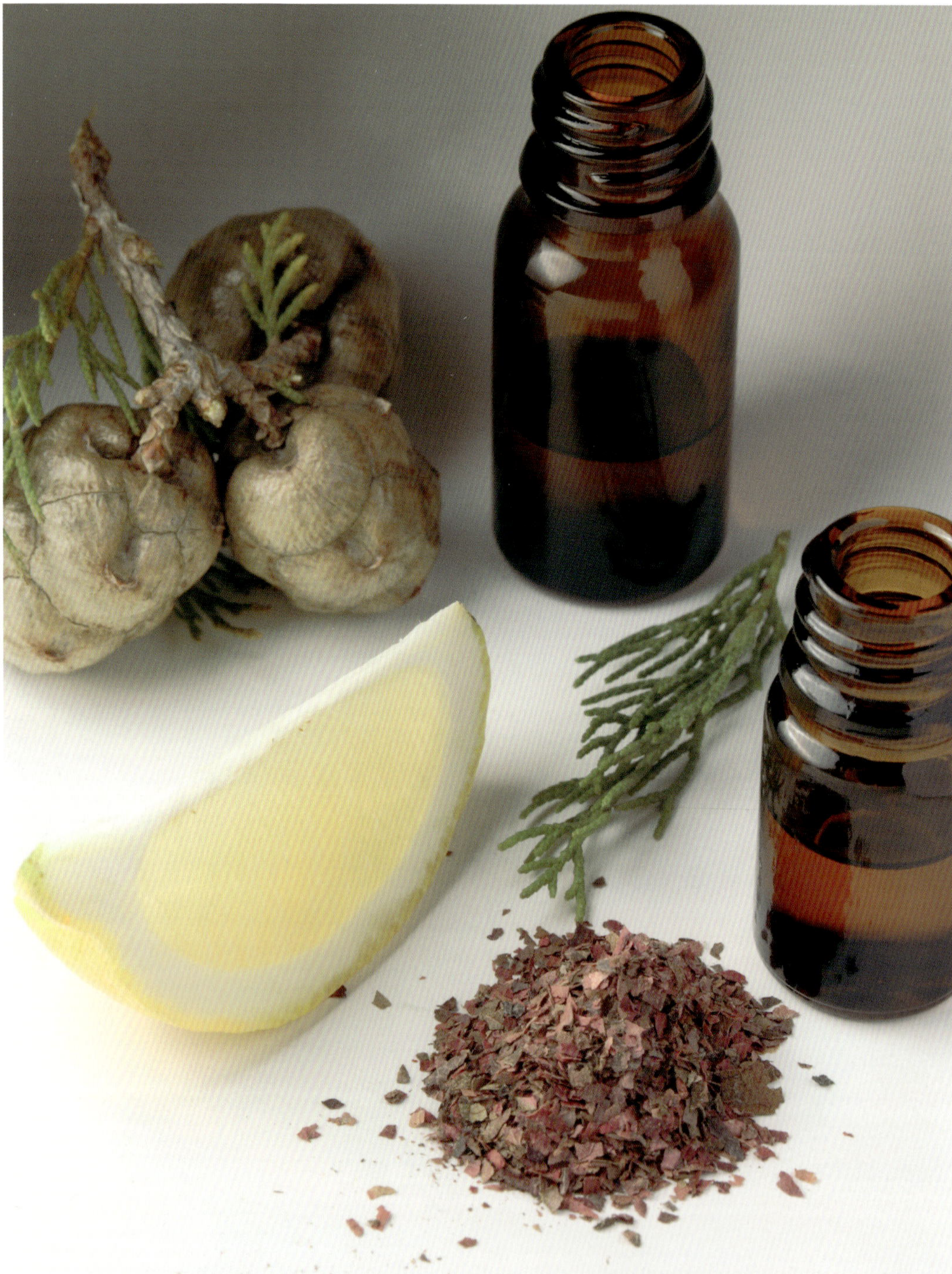

vigne rouge (feuilles) et huiles essentielles de citron et de cyprès

Mes recettes & conseils

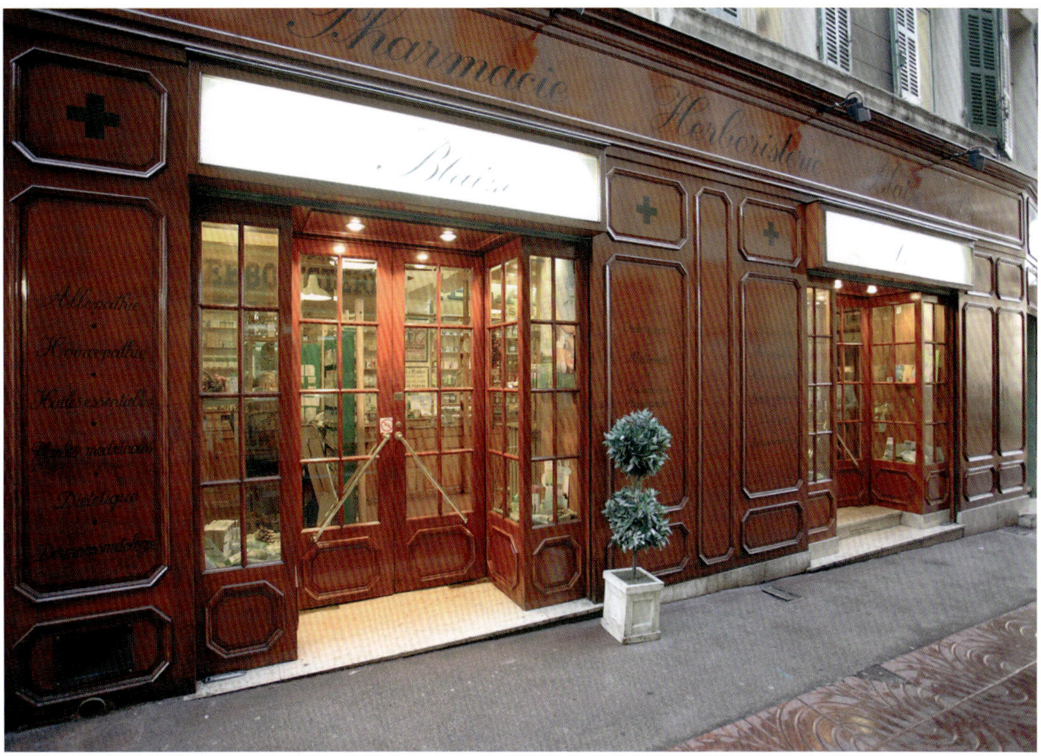

Appareil respiratoire

SPHÈRE ORL : NEZ, GORGE, OREILLES, BRONCHES

Quel que soit le problème rencontré, qu'il s'agisse d'un rhume, d'une grippe, d'une angine, de fièvre, d'une bronchite, je préconise toujours le même mélange d'huiles essentielles à utiliser en inhalations sèches (c'est-à-dire quelques gouttes à respirer sur un mouchoir plusieurs fois par jour) ou à mettre dans un diffuseur.

Formule

HE eucalyptus	|
HE cajeput	| aa qsp 15 ml
HE niaouli	|

Composition

• **HE eucalyptus :** elle est fournie par un arbre originaire principalement d'Australie, l'*Eucalyptus globulus* encore appelé gommier bleu, dont on distille les feuilles. Il fait partie de la famille des Myrtacées. Son huile essentielle renferme principalement une cétone (1,8 cinéole) plus connue sous le nom d'eucalyptol, ainsi que des terpènes (pinène) et du camphène. Son arôme vif et perçant dégage rapidement les sinus. Depuis toujours les aborigènes australiens écrasent les feuilles d'eucalyptus et les appliquent sur la peau en cas de blessures, pour combattre les infections et soulager les douleurs musculaires. De nos jours, il entre dans la composition de nombreux produits pharmaceutiques contre le rhume, la grippe ou la toux ainsi qu'en médecine vétérinaire et en dentisterie.

• **HE cajeput :** *Melaleuca leucadendron*. Cette huile essentielle est fournie par les feuilles d'un arbre provenant de Malaisie. On l'appelle là-bas « Kaya puti » (bois blanc). Il appartient lui aussi à la famille des Myrtacées. Son huile essentielle a une odeur camphrée et une saveur brûlante, riche en eugénol, qui lui confère sa propriété antiseptique.

• **HE niaouli :** *Melaleuca viridiflora*. Son huile essentielle est fournie par les feuilles d'un arbre toujours vert, à allure tortueuse originaire de Nouvelle-Calédonie. Il fait partie de la famille des Myrtacées comme l'eucalyptus et le cajeput. Le genre melaleuca compte environ 180 espèces. La richesse de l'huile essentielle en terpinéol, cinéole et pinène lui donne ce pouvoir désinfectant sur les voies respiratoires. En Nouvelle-Calédonie, le niaouli est utilisé pour purifier l'eau. La présence de cet arbre expliquerait l'absence de malaria sur cette terre. C'est pendant le séjour du capitaine Cook en Australie, en 1788, que son nom botanique lui fut attribué.

BRONCHITE

Dans cette affection, j'aime bien faire diffuser dans la maison une autre préparation qu'eucalyptus, cajeput et niaouli.

Formule

HE eucalyptus	|
HE pin sylvestre	| aa qsp 15 ml
HE lavande	|

Composition

• **Eucalyptus** et **pin sylvestre.**

• **HE lavande :** fournie par les fleurs de *Lavendula officinalis* (dite également *angustifolia*), son parfum est intense et agréable. En diffusion, elle a un effet apaisant au niveau respiratoire et peut

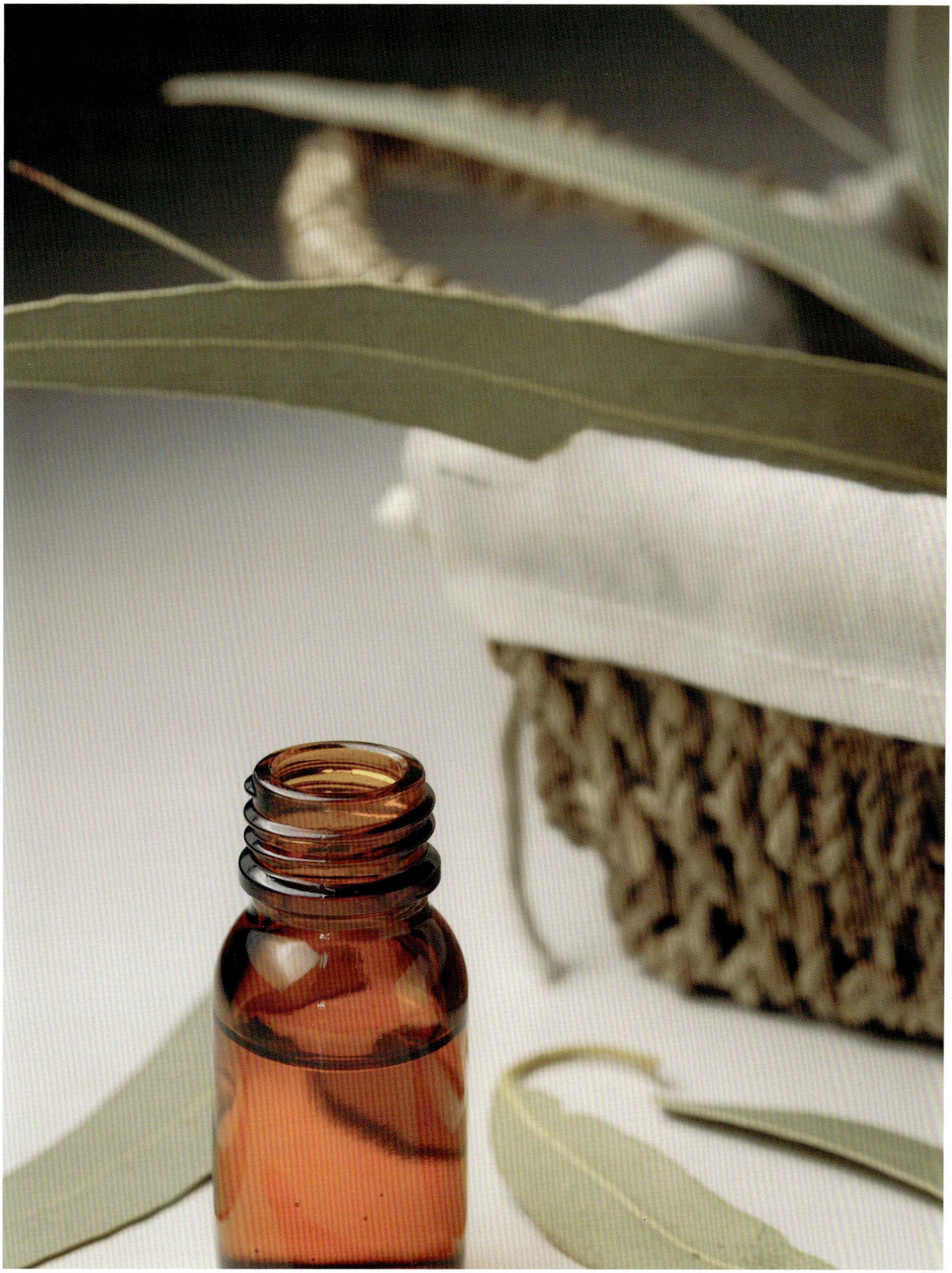

Huile essentielle d'eucalyptus

donc aussi s'utiliser en cas d'asthme. Cette huile essentielle est riche en linalol et acétate de linalyle. Elle est extrêmement polyvalente et a de multiples usages car elle est bien tolérée, tant par voie interne qu'externe. Pour soulager une bronchite importante je conseille deux préparations, dont un sirop ainsi qu'une huile de massage.

Sirop

HE pin sylvestre	|
HE eucalyptus	| aa 0,75 ml
HE ravintsara	|
HE myrte	|
Sirop simple	qsp 250 ml

Posologie

Prendre 1 cuillerée à soupe 2 fois par jour entre les repas.

Composition

• **HE ravintsara :** fourni par les feuilles du *Cinnamomum camphora*, famille des Lauracées, originaire de Madagascar. C'est une huile essentielle très polyvalente, très bien tolérée tant en usage interne qu'externe. La présence de cinéole et de terpinéol explique son action antiseptique, antivirale et anti-infectieuse. C'est également un immunostimulant.

• **HE myrte :** fournie par *Myrtus communis*, famille des Myrtacées dont on distille feuilles et fleurs. Dédiée à Venus, le myrte symbolise l'amour et la pureté ; déjà à l'époque romaine, il servait d'ornement pour les mariages et les Romains l'utilisaient pour traiter les problèmes respiratoires. L'une des meilleures he provient du myrte sauvage corse. Elle contient pinène, cinéole, linalol, acétate de myrtényle. En Corse elle est ramassée surtout pour fabriquer la liqueur de myrte : son arôme est frais et pénétrant. C'est une huile essentielle aux vertus balsamique, anti-catarrhale, expectorante et antiseptique.

Huile de massage

HE eucalyptus	1,5 ml
HE ravintsara	1,5 ml
Huile camphrée	qsp 60 ml

Pour masser un enfant, on diminue de moitié les doses d'huiles essentielles et on remplace l'huile camphrée par de l'huile d'amande douce.

On masse poitrine et dos avec cette huile qui va aider à décongestionner aussi bien en cas de bronchites que d'asthme ou de grippe.

Sirop pectoral enfant

HE eucalyptus	|
HE myrte	| aa 0,2 ml
HE serpolet	|
Sirop simple	qsp 250 ml

Posologie

On peut le donner à partir de 4/5 ans à raison d'1 cuillerée à café 3 fois par jour. Au-delà, vers 8/10 ans, on passe à 2 cuillerées à soupe par jour.

Composition

• **HE Serpolet :** fournie par le *Thymus serpillum*, petite labiée cousine du thym de Provence. On distille ses sommités fleuries. Elle contient du thymol, du carvacrol et des pinènes, mais aussi du géraniol et du linalol, ce qui rend l'huile essentielle moins forte que celle de thym. Grâce a l'huile essentielle de serpolet, on peut recommander ce sirop pour soulager une coqueluche ainsi qu'une toux quinteuse. Très souvent, je conseille de faire prendre le sirop dans une infusion de coquelicot, de guimauve et de bourgeons de sapin.

GRIPPE

Comme pour toutes les autres affections respiratoires, diffuser ou respirer la préparation « inhalations sèches » (cf. formule ci-dessus).

Boire 3 à 4 fois par jour une infusion composée de thym, eucalyptus, hysope, bourgeons de sapin et serpolet, bien chaude et sucrée de préférence avec du miel. Pour lutter contre le virus il faut associer des huiles essentielles aux propriétés antivirales, anti-infectieuses et fébrifuges.

Ne pas hésiter à prendre 5 gouttes 2 fois par jour pendant 5 jours de la préparation suivante :

HE citron	
HE cannelle	
HE tea-tree	aa qsp 10 ml
HE ravintsara	
HE girofle	

Composition

• **HE de citron** figure déjà dans la rubrique « rhume ».

• **HE cannelle :** elle est fournie par le cannelier de Ceylan, *Cinnamomum zeylanicum*, arbre de moyenne grandeur toujours vert qui croit aux Antilles, à Java et à Ceylan. La cannelle se présente en longs tuyaux d'écorce marron, enroulée sur elle-même ; l'huile essentielle est obtenue par distillation de cette écorce. Elle est de couleur brun rouge avec une odeur caractéristique qu'on reconnaît facilement. Elle a une saveur chaude et un goût sucré. Elle contient de l'aldéhyde cinnamique aux multiples propriétés : tonique, stimulante des défenses et fébrifuge.

• **HE girofle :** fournie par un grand arbre des îles de l'Océan indien, *Eugenia caryophyllata*, de la famille des Myrtacées et dont on ramasse les boutons floraux appelés plus communément « clous de girofle ». Ces boutons sont séchés au soleil et prennent alors une coloration brune. On extrait par distillation une huile essentielle de couleur rougeâtre, d'une densité supérieure à 1 et dont l'odeur caractéristique est due principalement à l'eugénol.

• **HE tea-tree :** arbre australien au feuillage épineux et aux fleurs jaune pourpre dont on distille feuilles et brindilles. Le tea-tree appartient au genre *melaleuca* de la famille des Myrtacées : il s'agit du *Melaleuca alternifolia*. C'est une huile essentielle anti-infectieuse et antibactérienne à large spectre que j'utilise très souvent pour soulager aussi bien des problèmes ORL que dermatologiques. Elle contient en priorité du terpinéol et des pinènes. On considère l'HE de tea-tree comme un antibiotique naturel. C'est également un stimulant des défenses immunitaires ainsi qu'un tonique général.

• **HE ravintsara :** Arbre originaire de Chine et très bien acclimaté à Madagascar. Son nom latin est *Cinnamomum camphora*. Cet arbre s'appelle aussi « faux camphrier ». On obtient son huile essentielle par distillation de ses feuilles. C'est un puissant anti-viral que l'on peut utiliser dans de nombreuses pathologies ORL telles que grippe, bronchite, angine, rhinopharyngite ainsi qu'en usage externe dans les cas de zona et d'herpès.

MAUX DE GORGE

Il faut agir d'abord localement en pratiquant deux fois par jour un gargarisme désinfectant à base de :

HE citron	
HE tea-tree	aa 1,5 ml
HE cannelle	
HE origan	
Alcool à 90°	qsp 60 ml

Posologie

Mettre 30 gouttes dans un verre d'eau chaude et pratiquer le gargarisme. Ici j'ajoute de l'HE d'origan car c'est avec le tea-tree l'huile essentielle la plus puissante en tant qu'antivirale, antibactérienne et anti-infectieuse.

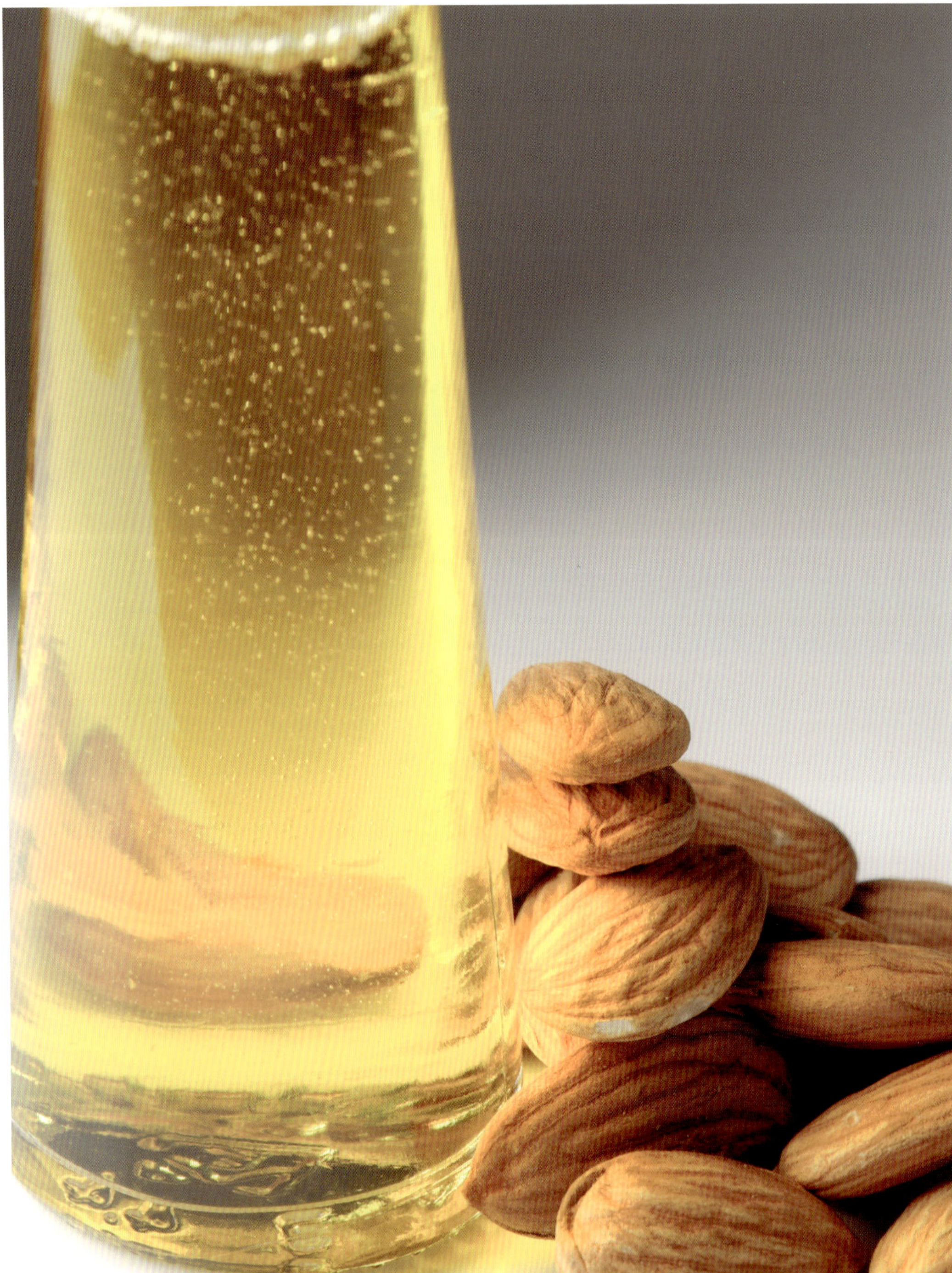

Huile d'amandes douces

Composition

• **HE origan :** fournie par *Origanum compactum*, petite labiée aux fleurs roses très utilisée dans la cuisine méditerranéenne pour aromatiser pizza, sauce tomate et aubergines. Ici on met à profit la présence de carvacrol, de thymol et de terpinène dans cette huile essentielle pour soulager angines, laryngites et rhinopharyngites. Outre les gargarismes, il faut également prendre par voie interne les mêmes huiles essentielles mais de façon plus concentrée. L'huile essentielle d'origan étant particulièrement forte, je déconseille de prendre la préparation par voie perlinguale ; je préfère la forme gélules ainsi dosées :

HE citron	|
HE cannelle	| aa qsp 5 gouttes/gélule
HE tea-tree	|
HE origan	|
Pour une gélule n° 20	

Posologie

Une gélule midi et soir pendant 10 jours. Pour les enfants, je conseille l'association de seulement deux HE : citron et tea-tree en demi-doses bien sûr (se référer au chap. « Précautions d'emploi »).

OTITE

Inflammation aiguë ou chronique de l'oreille. C'est une affection qui touche plus souvent les enfants que les adultes. Comme pour les autres traitements la quantité d'huiles essentielles ingérées sera diminuée de moitié chez les enfants.

Traitement interne

Le traitement consistera à stimuler les défenses tout en désinfectant par voie interne avec la préparation suivante :

HE tea-tree	|
HE palmarosa	| aa 2 ml
HE cannelle	|
Ribes nigrum mg 1 D	qsp 125 ml

Posologie

Adulte : 20 gouttes dans un peu d'eau 3 fois par jour avant les repas.

Enfant : on ne met plus qu'1 ml de HE au lieu de 2 et on fait prendre 10 gouttes midi et soir.

Pour dissoudre les huiles essentielles, j'aime utiliser ici une macération glycérinée de bourgeons de cassis qui est un excellent stimulant des défenses immunitaires. Les huiles essentielles exercent là leur action anti-infectieuse bactéricide et anti-inflammatoire.

Traitement externe

Il consiste à placer le soir au coucher dans l'oreille malade un coton imbibé d'huile d'olive plus :

1 goutte d'HE sarriette
2 gouttes d'HE niaouli

Composition

• **HE sarriette :** fournie par les sommités fleuries de *Satureia montana*, famille des Labiées. Elle contient carvacrol, cymène, terpinène et bisabolène. Elle a une odeur forte, légèrement poivrée. Elle est antiseptique et cicatrisante. Associée à l'huile essentielle de niaouli, elle va soulager l'inflammation douloureuse de l'oreille.

• En période hivernale, pour se protéger avant toute attaque virale, je conseille de prendre (à titre préventif) notre préparation « gouttes aux essences ». Elle se compose de quatre huiles essentielles diluées dans de l'alcool à 90°.

HE pin sylvestre	|
HE eucalyptus	| aa 1 ml
HE origan	|
HE lavande	|
Alcool 90°	qsp 60 ml

Posologie

Prendre 30 gouttes deux fois par jour dans un peu d'eau et bien sûr penser à mettre quelques gouttes d'inhalations sèches avant de sortir de chez soi sur un mouchoir.

On peut voir que pour soulager les problèmes de la sphère ORL il n'est pas nécessaire d'avoir beaucoup d'huiles essentielles différentes.

Pour traiter les rhinites allergiques se référer à la rubrique « rhume des foins », pour soulager l'asthme, voir rubrique « bronchite ».

Si le goût des huiles essentielles vous rebute, rappelez-vous que l'on peut toujours réaliser la même préparation en gélules comme en suppositoires.

RHUME

Pour soigner un rhume, pratiquer tout d'abord systématiquement un lavage nasal avec un sérum à base d'eau de mer. Respirer plusieurs fois par jour ma préparation « inhalations sèches » et en diffuser également dans la maison.

Boire une tisane chaude et sucrée avec du miel de forêt (cf. rubrique rhume de *Santé et bien-être par les plantes*).

Prendre 2 gouttes 3 fois par jour, loin des repas, sur une mie de pain ou un morceau de sucre du mélange suivant :

HE citron	
HE pin	aa qsp 10 ml
HE eucalyptus	

Composition

• **HE citron :** fournie par le zeste de *Citrus limonum*, famille des Rutacées. Nous connaissons tous sa saveur aromatique et acidulée ainsi que son parfum doux et tonique à la fois. Elle contient principalement linalol, citral, pinène et limonène. Son action est stimulante, anti-infectieuse et antivirale, elle a de multiples usages tant par voie interne qu'externe. Originaire d'Asie, le citronnier est désormais cultivé partout dans le monde.

Dans l'Antiquité, les Égyptiens utilisaient l'huile de citron comme antidote aux intoxications alimentaires provoquées par le poisson ou la viande.

Plus tard au XVIIe siècle, le citron était embarqué à bord des navires anglais pour protéger les marins du scorbut car il apportait la vitamine C.

De nos jours, cette huile essentielle est utilisée dans les hôpitaux pour ses propriétés antiseptiques et sa faculté de neutraliser les mauvaises odeurs.

• **HE pin sylvestre :** *Pinus sylvestris*, famille des Abiétacées. L'huile essentielle est fournie par distillation des aiguilles et des bourgeons. Elle est riche en pinènes, acétate de bornyle, camphène et limonène. C'est un puissant anti-infectieux des voies respiratoires que l'on va retrouver pour soigner nombre d'affections respiratoires (sinusite, asthme, bronchite). On le rencontre dans de nombreuses préparations de sirop pectoral.

RHUME DES FOINS

Rhinite allergique saisonnière provoquée par les cuillerées.

En externe

Outre un traitement homéopathique adapté à chaque type d'allergie, je conseille une préparation à respirer plusieurs fois par jour à base de :

HE eucalyptus	
HE estragon	aa qsp 10 ml

Composition

• **HE eucalyptus** a déjà été présentée.

• **HE estragon :** fournie par *Artemisia dracunculus*, famille des Composées dont on distille les feuilles. C'est une huile essentielle à odeur forte légèrement anisée et possédant une saveur chaude.

Son principe actif majeur est le methylchavicol, qui semble lui conférer des propriétés antiallergiques. En cas de rhinites ou d'asthme allergique, on peut appliquer le même traitement.

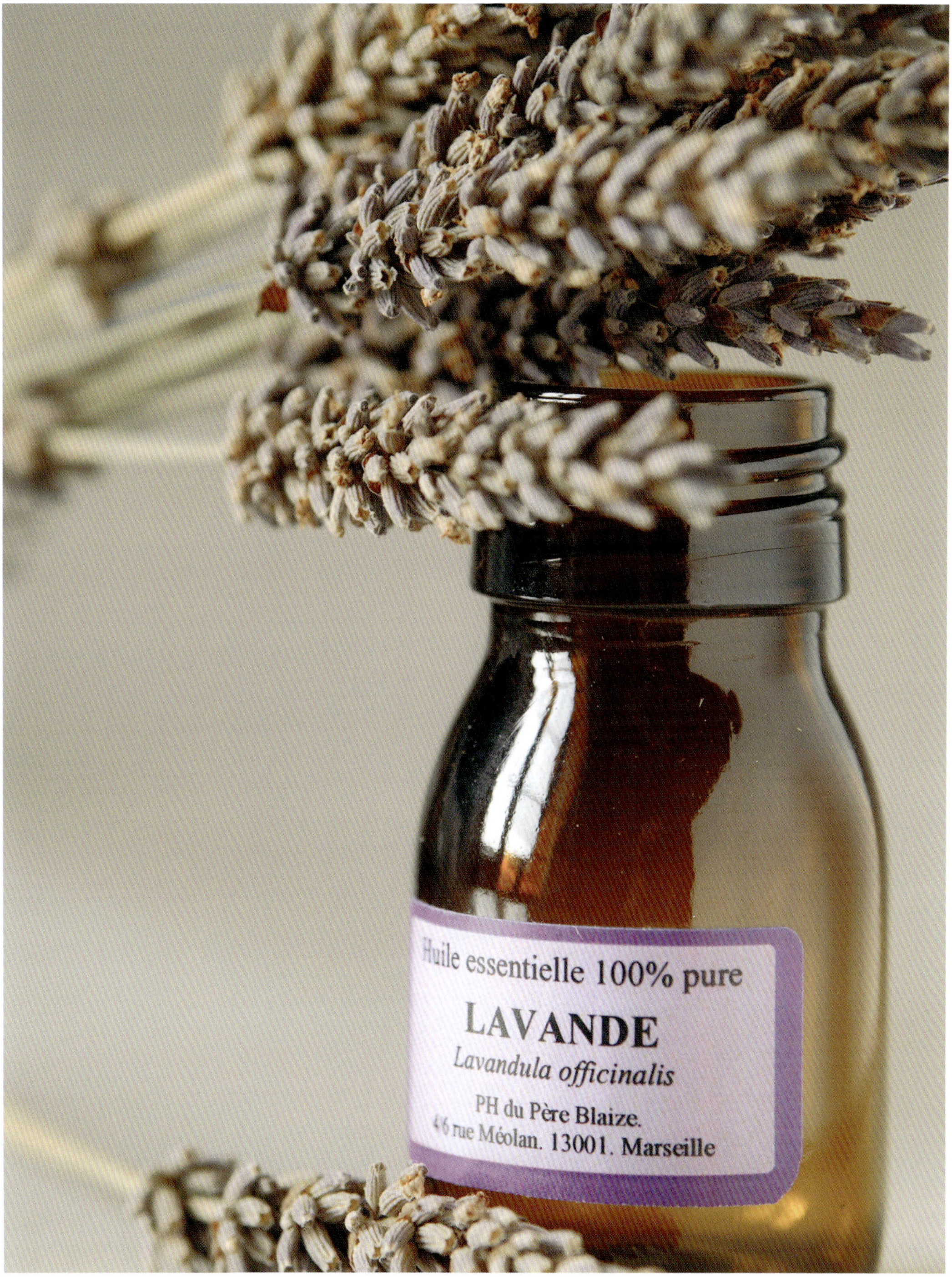

Huile essentielle de lavande

En interne

Posologie

Par voie interne, prendre 3 gouttes 3 fois par jour de la préparation suivante :

HE basilic	
HE estragon	aa qsp 10 ml
HE lavande	

Composition

• **HE estragon** et **HE lavande** ont déjà été décrites.

• **HE basilic :** fournie par *Ocimum basilicum* (famille des Labiées) dont on distille toute la plante. Cette huile essentielle provient essentiellement d'Égypte. Elle a une senteur agréable, légère et une saveur chaude.

Elle contient comme l'estragon du methylchavicol et du linalol. Son arôme stimule l'odorat. L'huile essentielle de basilic est aussi un excellent antispasmodique.

SINUSITE

Plus que jamais notre préparation pour inhalations sèches s'impose (à respirer plusieurs fois par jour). Faire impérativement un lavage des fosses nasales avec un spray à base d'eau de mer matin et soir. Prendre 5 gouttes matin et soir en voie perlinguale de la préparation suivante :

HE eucalyptus	
HE tea-tree	aa qsp 10 ml
HE pin sylvestre	
HE palmarosa	

Posologie

Elle sera modulable en fonction de la chronicité de la sinusite. En effet, en cas de sinusite chronique, il faut réduire la quantité d'HE à ingérer : prendre 3 gouttes au lieu de 5, matin et soir, de façon à pouvoir poursuivre le traitement plus longtemps.

Composition

• J'ai déjà décrit les trois premières HE lors de précédentes rubriques.

• **HE palmarosa :** fournie par les feuilles du *Cymbopogon martinii* famille des Poacées, originaire des Indes. C'est une huile essentielle possédant une odeur fort agréable et rappelant à la fois celle de la rose et du géranium. Elle contient principalement géraniol, linalol et acétate de géranyle. C'est une HE anti-microbienne majeure, antibactérienne, antifongique et antivirale.

Elle a de multiples indications tant en usage interne qu'externe. On peut, bien sûr, si l'on ne supporte pas les HE pures sous la langue, les dissoudre dans de l'alcool à 90° selon la formule suivante :

HE eucalyptus	
HE tea-tree	aa 1,5 ml
HE pin	
HE palmarosa	
Alcool 90°	qsp 60 ml

Posologie

30 gouttes deux fois par jour dans un peu d'eau ou de tisane anti-sinusite (*cf. Santé et bien-être par les plantes*).

Appareil digestif

BOUCHE

On va traiter ici les problèmes touchant les différentes parties de l'appareil digestif : bouche, estomac, foie, pancréas, intestins.

Pour avoir une bouche saine avec des dents saines il faut pratiquer trois fois par jour une bonne hygiène buccale. Pour cela, après brossage des dents, faire un bain de bouche en mettant 30 gouttes dans un verre d'eau de notre préparation « bains de bouche » qui se compose de :

HE citron	|
HE géranium	| aa 1 ml
HE girofle	|
TM ratanhia	qsp 30 ml

Composition

• **HE de citron, géranium** et **girofle** ont déjà été présentées (voir chap. appareil respiratoire). Ces huiles essentielles ont un effet désinfectant et bactéricide.

• **TM de ratanhia**, provient de la macération de la racine dans l'alcool. Le ratanhia (*Krameria triandra*) est une racine originaire du Pérou. Les dames de Lima l'utilisent depuis longtemps pour la beauté de leurs dents et la tonicité de leurs gencives.

C'est une racine de couleur rouge, très riche en tanins ce qui explique son pouvoir astringent. C'est un excellent bain de bouche préventif des gingivites et des déchaussements dentaires.

Une fois par semaine, faire un brossage des dents avec de la poudre d'argile verte dans lequel on ne manquera pas d'ajouter de l'huile essentielle de citron et de sauge sclarée. Pour une cuillerée à soupe d'argile, mettre 5 gouttes de chaque huile essentielle.

Composition

• **HE citron :** déjà citée, anti-infectieuse par excellence, elle agit pour prévenir une inflammation des gencives.

• **HE sauge :** fournie par les feuilles de *Salvia sclarea*, superbe plante aux fleurs bleues violacées, famille des Lamiacées. Elle a une odeur fine et puissante à la fois, elle contient entre autres linalol, acétate de linalyle et sclaréol....

Elle a de nombreuses utilisations comme régulateur hormonal chez la femme et elle est préférée actuellement à l'huile essentielle de sauge officinale car elle ne contient pas de thuyone.

Ici, il s'agit de l'utiliser pour son action antiseptique et cicatrisante.

APHTE

Ulcération de la muqueuse buccale occasionnant gêne et douleur. Éviter tout aliment susceptible de favoriser l'apparition des aphtes tels que : ananas, noix, noisettes, gruyère. Drainer les voies hépato-biliaires. Appliquer deux fois par jour une solution huileuse (à l'aide d'un coton tige), constituée de :

HE lavande	|
HE tea-tree	| aa 1 ml
HE palmarosa	|
Huile végétale de millepertuis	qsp 15 ml

Pour lutter contre ce problème, outre le régime alimentaire, il faut agir à la fois pour rééquilibrer la flore digestive en prenant des ferments probiotiques et pour basifier un milieu trop acide en prenant des gélules de lithothame (3 par jour pendant 1 mois renouvelable). Le lithothame est une algue marine très riche en carbonate de

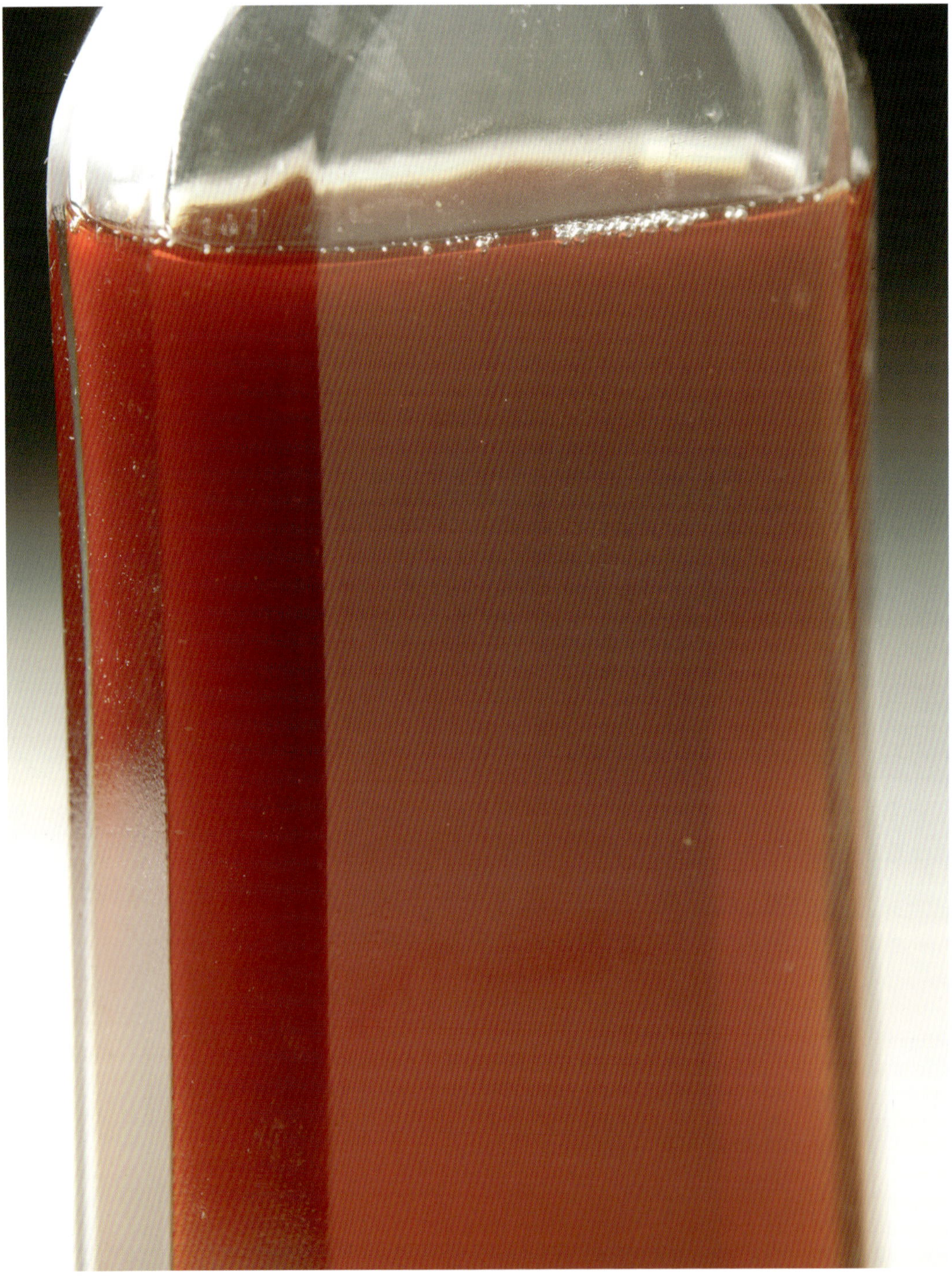

Huile de millepertuis

calcium, ce qui lui confère son rôle d'anti-acide par excellence.

Composition

• Les trois huiles essentielles ont été déjà étudiées.

• J'aime bien dans ce cas utiliser l'huile de millepertuis comme excipient car c'est une huile cicatrisante et anti-inflammatoire.

• **Le millepertuis** (*Hypericum perforatum*), famille des Hypéricacées, est une petite plante fort commune en Europe, dont on ramasse les sommités fleuries afin de préparer une huile rouge par macération pendant plusieurs jours dans un mélange d'huiles végétales. En Provence, on utilise principalement l'huile d'olive. On fait macérer au soleil le millepertuis qui laisse ainsi s'échapper son pigment rouge orange : l'hypéricine.

GINGIVITE

Inflammation des gencives. En principe l'hygiène dentaire que je préconise précédemment devrait permettre de juguler ce problème. Toutefois en cas de gingivite récalcitrante, je conseille de passer directement sur la gencive après brossage des dents la préparation suivante :

HE tea-tree	| aa 1,5 ml
HE girofle	|
Huile végétale de camomille	qsp 15 ml

Composition

• **HE tea-tree** et **girofle** ont déjà été décrites : elles apportent leur action antiseptique et antalgique.

• **Huile végétale de camomille romaine :** c'est une huile obtenue par macération des fleurs d'***Anthemis nobilis*** (famille des Astéracées) dans de l'huile de tournesol. La camomille romaine se présente en grosses fleurs blanches, à odeur aromatique très agréable. Elle est surtout connue pour ses propriétés drainantes sur les voies hépato-biliaires. Ici en macération, on a une huile jaune pâle, limpide, à odeur caractéristique, ayant des propriétés adoucissantes et cicatrisantes remarquables. Nous retrouverons son application pour soulager les épidermes irrités dans le chap. « Dermatologie ».

MAL AUX DENTS

Mal aux dents arrivant brutalement

Appliquer sur la zone douloureuse de l'huile essentielle de clous de girofle. Dans ce cas précis, je conseille de l'appliquer pure à l'aide d'un cotontige ou du bout du doigt. Cette huile essentielle est un antalgique puissant. On peut renouveler l'application plusieurs fois par jour.

Mal aux dents consécutif à une intervention chirurgicale

Dans ce cas, je conseille d'associer à l'huile essentielle de girofle, de l'huile essentielle d'hélichryse.

• **HE hélichryse :** fournie par les fleurs de *Helichrysum italicum*. Plus connue sous le nom d'immortelle (famille des Composées), cette plante vivace pousse sur des sols secs. On la reconnaît à ses fleurs jaunes semblables à de petits soleils de couleur or (*helichrysum* vient du grec « helios » soleil et de « chrysos » or). On la retrouve sur tout le pourtour méditerranéen, on la ramasse pour faire des bouquets car ses fleurs ont l'avantage de sécher sans perdre leur belle couleur jaune. Pour la distillation, on utilise les fleurs d'hélichryse ramassées en Corse. Elles ont une odeur très forte rappelant celle du curry.

Leur rendement est très faible, ce qui explique le coût relativement élevé de cette huile essentielle. Sa couleur varie du jaune au vert pâle, son odeur particulière est entêtante et forte, due à la présence de curcumène, lequel a également des propriétés anti-inflammatoires. Cette huile essentielle contient aussi des diones qui vont agir

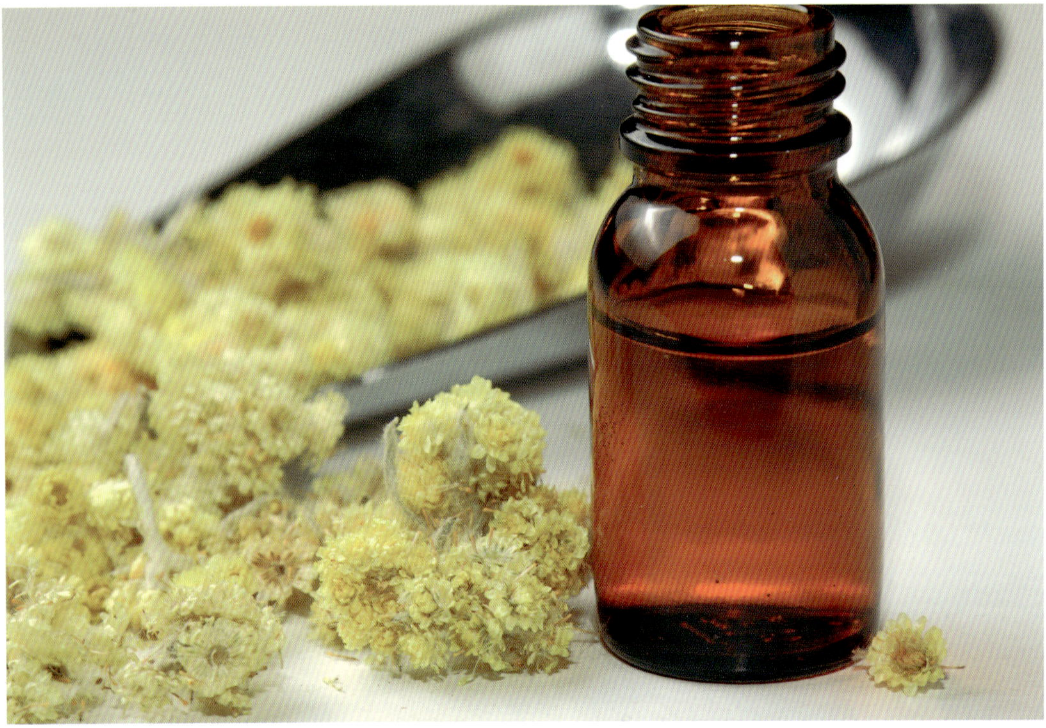

Huile essentielle d'hélichryse

comme anticoagulants, propriété que l'on va mettre à profit pour éviter les hématomes et pour améliorer tout problème circulatoire.

Ceci explique que pour améliorer l'état de gencives tuméfiées l'application d'HE hélichryse associée à l'HE de girofle va faire merveille.

MAUVAISE HALEINE

Ce handicap peut avoir plusieurs causes :

— problème de dentition : faire contrôler par son dentiste qu'il n'y a ni caries ni infections dentaires,

— certains aliments,

— problèmes digestifs,

— problème hépatique,

— le fait de fumer.

Une fois de plus, une hygiène buccale s'impose en utilisant deux fois par jour notre préparation « bains de bouche ».

Nous ne sommes pas tous égaux devant certains aliments. Certaines personnes avouent avoir un estomac « d'autruche » et donc tout digérer.

Malgré ce, il vaut mieux éviter ail, oignon et poivron, mais si on refuse de s'en priver, mieux vaut les consommer cuits car ainsi ils seront plus digestes.

En cas de problèmes digestifs (reflux gastro-œsophagien, ulcère gastrique, hernie hiatale) il faut bien sûr gérer au cas par cas. Toutefois rien n'empêche pour avoir une meilleure haleine d'utiliser après chaque repas quelques gouttes d'un mélange de :

HE menthe poivrée
HE persil

Composition

• **HE menthe poivrée :** fournie par les feuilles de *Mentha piperata*, famille des Lamiacées, cultivée principalement dans le Maine et Loire (région de Chemillé). La menthe poivrée fait partie des menthes les plus appréciées et les plus utilisées, que ce soit au niveau médical, alimentaire ou cosmétique. Son huile essentielle est la plus riche en menthol et en menthone, ce qui lui confère cette odeur forte, intense et pénétrante, reconnaissable entre toutes. Sa saveur est poivrée et procure une sensation de froid dans la bouche et sur la peau.

C'est une huile essentielle polyvalente, car elle est à la fois stimulante, antispas- modique, carminative, antiseptique, digestive en usage interne, anesthésiante et antalgique en usage externe. Dans un mélange d'huiles essentielles, elle dominera toutes les autres même à un taux relativement faible.

Elle a un arôme qui réveille mais qui est souvent envahissant. Pour atténuer une mauvaise haleine, elle est souveraine dans la mesure où la personne la supporte. Il m'arrive souvent de rencontrer des personnes me disant que l'huile essentielle de menthe poivrée leur donne une sensation de mal être. Dans ces conditions, mieux vaut avoir recours à l'huile essentielle de verveine.

• **HE persil :** fournie par les semences de *Petroselinum sativum*, famille des Apiacées. Le persil est surtout connu et apprécié pour son usage culinaire. L'huile essentielle est incolore, son odeur est forte. Elle contient principalement de l'apiol et de la myristicine et a la réputation depuis fort longtemps de rafraîchir l'haleine. La présence importante d'apiol fait que cette huile essentielle a des propriétés emménagogues, voire abortives en cas de surdosage. Elle est donc à proscrire totalement chez la femme enceinte (laquelle pourra utiliser l'huile essentielle de menthe ou de verveine seule).

• **HE verveine :** fournie par les feuilles de *Lippia citriodora*. C'est la verveine odorante encore appelée citronnée, certainement une des plantes les plus bues en tisane pour digérer. Elle provient principalement du Maroc. Son huile essentielle de couleur jaune pâle a une odeur fort agréable très citronnée. On trouve du géranial, du néral et du limonène. C'est une huile aux vertus digestives et antispasmodiques. Elle est une bonne alternative à l'huile essentielle de menthe poivrée quand celle-ci est mal tolérée.

Posologie

Pour lutter contre un problème de mauvaise haleine chez un adulte : 2 gouttes, 2 fois par jour, après les repas, sur une mie de pain ou un morceau de sucre.

PYORRÉE ALVÉOLAIRE

Ce terme tend à être remplacé par celui de parodontose. Il s'agit d'une gingivite caractérisée par la suppuration des alvéoles dentaires et le déchaussement des dents.

C'est un état dentaire qui ne devrait de nos jours plus exister dans la mesure où la personne concernée pratique une bonne hygiène dentaire et surtout évite la formation de la plaque dentaire en allant régulièrement faire un détartrage.

Si malgré toutes ces précautions, la parodontose s'installe, il faut après chaque brossage des dents, faire un bain de bouche avec la préparation suivante :

HE cannelle	
HE citron	aa 2,5 ml
HE tea-tree	
HE girofle	
TM ratanhia	
TM calendula	aa qsp 60 ml

Composition

Il y a ici une forte proportion d'huiles essentielles afin de lutter rapidement contre cette surinfection. L'association de ces deux teintures-mères va aider à la fois pour décongestionner les gencives, les tonifier tout en ralentissant les saignements, et bien sûr faciliter le retour à la normale grâce à la TM de calendula aux propriétés apaisantes et cicatrisantes.

• **TM calendula :** obtenue par macération dans l'alcool de pétales frais de souci des jardins (*Calendula officinalis*). Le terme de calendula vient du latin calende (qui a donné calendrier) parce que les inflorescences s'ouvrent et se ferment en rapport avec l'apparition et le coucher du soleil. Le calendula s'utilise tantôt en TM et tantôt en huile végétale que nous retrouverons en soins cutanés contre eczéma et crevasses.

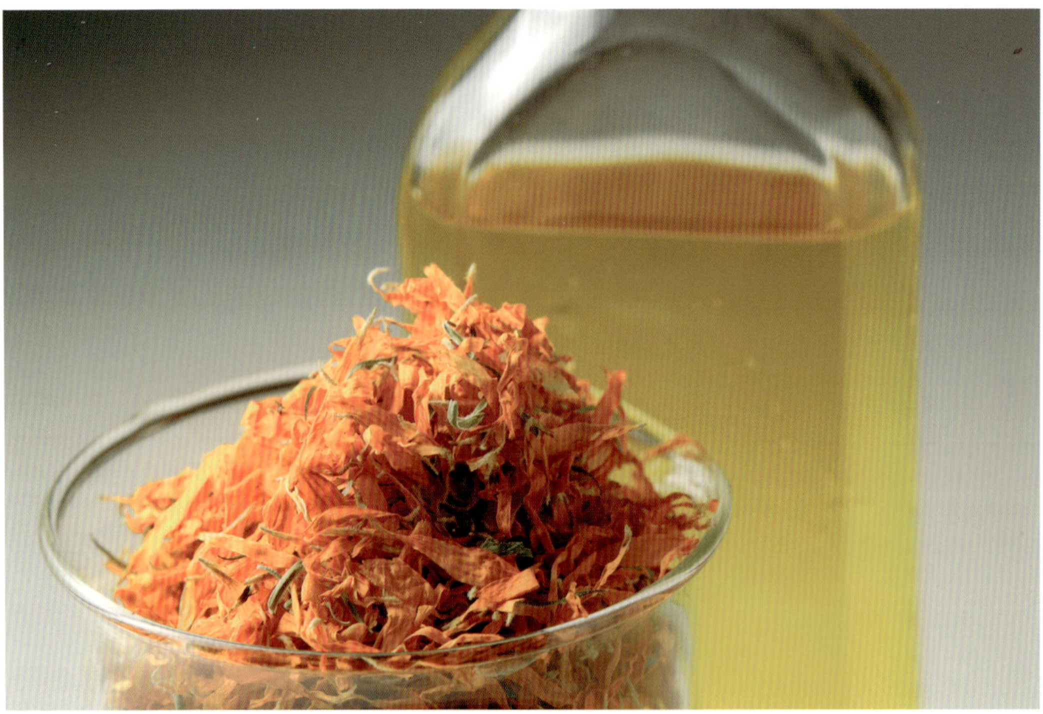

Huile essentielle de calendula

Appareil digestif

ESTOMAC

Avec l'aromathérapie on peut soulager mauvaise digestion, spasmes digestifs, brûlures d'estomac, hoquet, nausées, aérophagie. Il est bien évident que si les symptômes digestifs persistent, une consultation médicale s'impose.

BALLONNEMENTS, AÉROPHAGIE, DYSPEPSIE

Autant de problèmes proches les uns des autres et pouvant être soulagés avec la même préparation d'huiles essentielles.

IMPORTANT

Bien sûr les mêmes conseils s'imposent que pour les autres maux d'estomac.

— Manger lentement.
— Mâcher les aliments longuement.
— Boire entre les repas et non pas en mangeant.
— Éviter les crudités, préférer les aliments cuits.
— Bannir alcool et tabac.

Il est évident que les préparations liquides à boire peuvent être réalisées sous forme de gélules.

On va retrouver 5 à 6 huiles essentielles majeures pour soulager les ballonnements et l'aérophagie. Leurs différents principes actifs vont servir à faciliter la digestion des aliments.

Ce sont : HE bigarade, carvi, coriandre, marjolaine, mandarine, menthe poivrée.

On peut utiliser chacune d'entre elles séparément en en prenant 2 gouttes sur un sucre ou une mie de pain à la fin de chaque repas.

Toutefois, la pratique officinale me fait préférer certaines préparations réunissant plusieurs de ces huiles essentielles entre elles.

Comme par exemple :

Gouttes

HE carvi	|
HE coriandre	| aa 1 ml
HE marjolaine	|
TM *Carica papaya*	qsp 60 ml

ou

Gélules

HE carvi	|
HE coriandre	| aa 1 goutte
HE marjolaine	| par gélule
Pour 60 gélules	

Posologie

30 gouttes midi et soir à la fin des repas dans un peu d'eau. 1 gélule midi et soir au moment des repas.

Composition

• **HE carvi :** fournie par les semences de *Carum carvi* famille des Apiacées. Elle a une odeur musquée légèrement anisée et une saveur douce aromatique. Elle est fournie principalement par les régions des Balkans. Elle contient limonène et carvone, ce qui explique ses qualités digestives et carminatives. On ne peut pas la délivrer aux femmes enceintes ni aux enfants de moins de 7 ans à cause de la présence de carvone qui peut s'avérer neurotoxique à fortes doses.

• **HE coriandre :** fournie par les semences de *Coriandrum sativum*, famille des Apiacées en provenance de France. Elle est incolore, a une odeur musquée agréable, contient linalol, limonène et camphre. C'est une huile essentielle stimulante de l'appareil digestif et désinfectante.

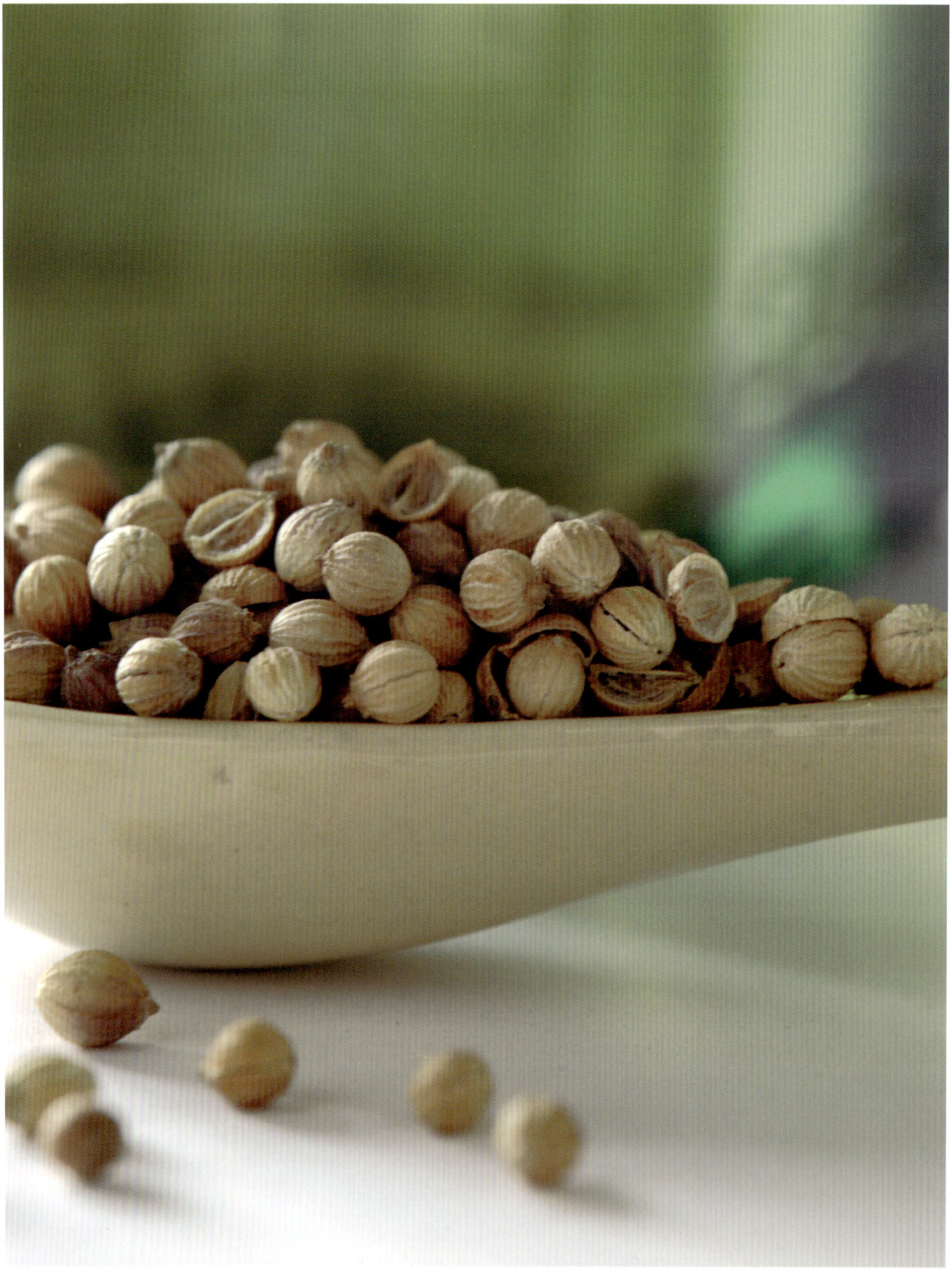

Graines de coriandre

• **HE marjolaine** et **TM carica** ont déjà été citées. Autre préparation également efficace :

Gouttes

HE bigarade zeste	|
HE mandarine	| aa 1 ml
TM *Carica papaya*	qsp 60 ml

ou

Gélules

HE bigarade zeste	| aa 2 gouttes
HE mandarine	| par gélule
Pour 60 gélules	

Posologie

30 gouttes, midi et soir, à la fin des repas dans un peu d'eau. 1 gélule midi et soir aux repas.

Composition

• **HE bigarade zeste :** fournie par l'expression des zestes d'orange amère appelée aussi bigarade (*Citrus aurantium*) famille des Rutacées (origine Côte d'ivoire). Les zestes d'orange amère s'appellent aussi curaçao, ils sont de couleur verte. L'huile essentielle d'oranger bigarade est de couleur jaune pâle, a une saveur aromatique légèrement amère. Elle contient principalement limonène et pinène. Elle a des vertus stomachiques.

• **HE mandarine :** fournie par les zestes de *Citrus reticulata*, famille des Rutacées (origine Italie). La mandarine tient son nom des mandarins chinois à qui elle était traditionnellement offerte en cadeau. Elle fut introduite en Europe en 1805. Son huile essentielle est de couleur jaune, a un parfum doux et apaisant caractéristique du fruit. C'est une huile essentielle digestive, antispasmodique et apaisante. Elle est parfaite pour soigner une indigestion infantile car elle n'est ni toxique ni irritante. J'aime conseiller cette deuxième préparation pour les enfants car son goût agréable facilite la prise des gouttes. Il y a toujours, bien sûr, l'alternative gélules en diminuant de moitié la posologie adulte.

BRÛLURES D'ESTOMAC

Terme imprécis regroupant pyrosis, reflux gastro-œsophagien, gastrite. Il est certain qu'une hygiène alimentaire s'impose et qu'il faut appliquer les règles de base citées en début de chapitre. Éviter les sucres rapides tels que miels, bonbons, confitures qui suscitent beaucoup de brûlures d'estomac. Éviter les repas trop liquides (soupe le soir par exemple). Ne pas s'allonger tout de suite après le repas. Dormir avec deux oreillers.

Ici la prise d'huiles essentielles va se faire de préférence en gélules à prendre **en début** de repas.

Formule

HE basilic	|
HE marjolaine	| aa 1 goutte par gélule
Lithothame poudre	|
Réglisse ratissée poudre	| aa qsp 250 mg

Posologie

1 gélule matin midi et soir avant les repas.

Composition

• Nous avons précédemment présenté **HE basilic** et **marjolaine**. Elles sont apaisantes et antispasmodiques.

• La richesse du **lithothame** en carbonate de calcium est un précieux allié pour lutter contre l'acidité gastrique.

• La **réglisse ratissée** est également un bon anti-acide, mais il ne faut absolument pas avoir d'hypertension avérée pour pouvoir l'utiliser. En cas d'hypertension, on ne mettra que la consoude dans les gélules comme support pour les huiles essentielles.

• En cas d'ulcère gastrique, la formule pour soulager les brûlures d'estomac peut être conseillée en complément du traitement médical.

CANDIDOSES DIGESTIVES

Candidose est le nom donné aux maladies provoquées par plusieurs levures du genre candida et plus particulièrement *Candida albicans*.

IMPORTANT

Le *Candida albicans* vit normalement dans notre tube digestif, toutefois il peut se développer en excès chez certaines personnes en état de moindre résistance ou à la faveur de conditions particulières comme par exemple :
— prise inconsidérée d'antibiotiques,
— troubles généraux (diabète, sida, etc.),
— altérations cutanées.

Dans le cas de candidoses digestives, je conseille de prendre midi et soir avant les repas 30 gouttes de la préparation suivante diluées dans un peu d'eau :

HE cannelle	|
HE girofle	| aa 1 ml
HE tea-tree	|
Huile de pépins de raisin	qsp 60 ml

Composition

• Ces trois huiles essentielles, outre leur fort pouvoir antiseptique et bactéricide, sont également stimulantes des défenses immunitaires.

• **L'huile de pépins de raisin** sert à diluer les huiles essentielles plutôt que l'alcool qui peut être irritant pour le tube digestif. C'est une huile végétale obtenue par pression des pépins, de couleur jaune à jaune vert et à odeur caractéristique. C'est une huile riche en acide oléique et linoléique, (acides gras essentiels si importants en diététique pour lutter contre les maladies cardiovasculaires).

• En plus de cette préparation à base d'huiles essentielles à prendre pendant plusieurs semaines, il est bon d'associer de la levure de bière qui est une source importante des vitamines du groupe B et également un excellent régénérant de la flore digestive.

HOQUET

Inflammation du diaphragme. Nous avons peu de choix pour soulager cet ennui digestif. Il s'agit de l'huile essentielle d'estragon. Pour la description, voir rubrique « rhume des foins ». Prendre 5 gouttes sur un sucre au moment du hoquet et 5 gouttes une heure après la première prise sans dépasser 10 gouttes par jour. Penser à masser le plexus solaire avec l'huile relaxante présentée dans la rubrique « spasmes digestifs ». Il est évident que lorsque le hoquet reste persistant, il faut consulter son médecin.

MAUVAISE DIGESTION

De même que pour la mauvaise haleine, on va retrouver l'huile essentielle de menthe poivrée qui a un rôle majeur ici ; on peut l'associer à l'huile essentielle de verveine et prendre 3 gouttes du mélange sur un morceau de sucre après les repas.

NAUSÉES/MAL DES TRANSPORTS

Ce problème si désagréable peut être jugulé par l'utilisation de l'huile essentielle de gingembre.

Composition

• **HE gingembre :** fournie par les rhizomes de *Zingiber officinalis*, famille des Zingibéracées (origine Chine). Son nom viendrait de la région de Gingi, en Inde, où l'on boit du thé au gingembre pour soigner les maux d'estomac. Cette épice est utilisée depuis fort longtemps dans la médecine chinoise. Les Grecs et les Romains en faisaient aussi grand usage pour parfumer les plats et les rendre plus digestes. L'huile essentielle est de couleur jaune pâle et a une saveur chaude, intense et très agréable. Elle contient zingiberène, camphène et bisabolène.

Posologie

Pour prévenir le mal des transports, il faut en prendre 5 gouttes en perlingual ou sur une mie de pain une demi-heure avant le départ puis en reprendre 5 gouttes une heure après.

L'autre huile essentielle également utilisable est celle de menthe poivrée. Elle se prend de la même façon et selon la même posologie. Très souvent les personnes se soignant a l'homéopathie préfèrent utiliser l'HE de gingembre.

Les nausées en cas de grossesse peuvent être aussi arrêtées grâce à la prise de gingembre en poudre (1 cuillerée à café 2 fois par jour).

SPASMES DIGESTIFS

On les appelle aussi crampes d'estomac.

Il y a bien sûr des principes de base pour éviter ces petits inconvénients :

— manger dans le calme,

— mâcher lentement,

— éviter tabac, alcool et café qui sont les 3 ennemis de l'estomac.

Il faut agir à la fois par voie interne et en massages.

En interne

Je conseille l'association de 3 huiles essentielles diluées dans de l'extrait de papaye.

HE camomille romaine	|
HE basilic	| aa 1 ml
HE marjolaine	|
TM *Carica papaya*	qsp 60 ml

Posologie

Prendre 30 gouttes de cette préparation diluées dans un peu d'eau après chaque repas ou au moment des spasmes.

Composition

• J'ai déjà décrit **HE basilic**.

• **HE camomille romaine :** différente de l'huile végétale de camomille car celle-ci est obtenue par distillation des capitules floraux. Il s'agit toujours de l'*Anthemis nobilis* cultivée dans le Maine et Loire. C'est une des huiles essentielles les plus onéreuses en raison du faible rendement des fleurs (pas plus de 0,1 % d'huile essentielle). Elle a un parfum très aromatique, une couleur jaune pâle qu'on ne peut pas confondre avec celle de la camomille allemande ou matricaire de couleur bleu-vert. C'est une des huiles essentielles les plus riches en esters (angelate d'iso-butyle) ce qui lui confère des propriétés calmantes et anti-inflammatoires.

• **HE marjolaine :** fournie par les sommités fleuries d'*Origanum majorana* à ne pas confondre avec l'huile essentielle d'origan (*Origanum compactum*) bien que faisant partie de la même famille des Lamiacées. Elle provient principalement d'Égypte. Elle est incolore, d'odeur forte, chaude et pénétrante. La marjolaine est connue depuis fort longtemps.

Déjà dans la Grèce antique, on s'en servait pour calmer les spasmes ; en Égypte elle était considérée comme une plante sacrée, dédiée à Osiris. C'est une huile essentielle renfermant du terpinéol et des terpènes dont le sabinène. Elle est particulièrement apaisante et antispasmodique.

• **TM *Carica papaya* :** j'utilise très souvent cette teinture-mère pour diluer les huiles essentielles dans les problèmes digestifs car l'extrait de papaye facilite déjà à lui seul la digestion des aliments.

Huile de massage contre les spasmes, soin externe

Je préconise une huile de massage à passer sur le plexus solaire avec des mouvements de rotation (dans le sens des aiguilles d'une montre) faits avec la paume des mains. Pendant ce massage, il faut surtout bien respirer car le diaphragme joue un rôle majeur dans la respiration. Or la respiration agit sur la circulation et sur tout le tractus digestif. C'est pourquoi il est aussi mauvais pour la santé de respirer superficiellement que d'avaler de la nourriture sans la mâcher. Pour pratiquer ce massage, j'aime me servir de la préparation suivante :

HE orange douce |
HE lavande | aa 3 ml
Huile végétale de camomille qsp 60 ml

C'est une huile polyvalente en ce sens qu'elle est également apaisante si on étend le massage à tout le dos, la nuque et les épaules.

Elle peut sans risque être utilisée pour les enfants à partir de 8 ans et à condition de diminuer la quantité d'huiles essentielles, à savoir : HE lavande et orange douce aa 1 ml dans HV camomille qsp 60 ml.

ATTENTION : comme avec toutes les HE d'agrumes, il ne faut pas s'exposer au soleil après avoir utilisé ce type d'huile de massage.

Composition

- Nous avons déjà vu la **lavande**.
- **HE orange douce :** fournie par expression à froid du zeste d'orange (*Citrus sinensis*), famille des Rutacées. De couleur jaune, cette huile a une odeur reconnaissable entre toutes, fort agréable et suave. En massage comme en diffusion, elle est apaisante et contient principalement limonène et linalol. Par voie interne, de par son goût agréable, elle est facile à prendre pour un enfant qui se plaint de douleurs digestives à raison d'1 goutte sur un sucre 3 fois par jour. Elle est valable également en cas d'indigestions.

Appareil digestif

FOIE

En comparaison avec la phytothérapie, l'aromathérapie a un tout petit choix d'huiles essentielles pour soigner les **insuffisances hépato-biliaires et les hépatites**. Elles sont au nombre de quatre : **HE carotte, citron, camomille romaine, romarin à verbénone**.

De par leur goût, il est préférable d'associer HE de carotte et de citron ensemble et HE de romarin et de camomille d'autre part. Carotte et citron se donnent davantage en cas d'hépatites virales et romarin et camomille en cas d'insuffisances hépato-biliaires.

Formule

HE camomille romaine | aa qsp 5 ml
HE romarin à verbénone |

Posologie

Pour drainer les voies hépatiques il vaut mieux prendre les huiles essentielles le matin à jeun soit directement par voie perlinguale soit sur un morceau de sucre ou une mie de pain. 5 gouttes tous les matins pendant 20 jours suffisent pour faire une cure détoxifiante.

Composition

• **HE romarin :** fournie par les feuilles de *Rosmarinus officinalis*, famille des Lamiacées. Ici il s'agit d'un romarin sauvage d'origine corse car celui de Provence, riche en camphène, va être utilisé pour l'usage externe. Celui de Corse, riche en verbénone, est beaucoup plus efficace en interne pour soulager foie et vésicule paresseux et surtout ne présente pas les mêmes risques en cas de surdosages que le romarin à camphène.

• **HE camomille romaine :** précédemment étudiée pour soulager les spasmes digestifs, c'est une huile essentielle à saveur amère mais aromatique, ce qui permet de l'ingérer sans trop de difficultés.

Autre formule

HE carotte |
HE citron | aa qsp 5 ml

Même posologie que pour camomille et romarin.

Composition

• **HE citron** a déjà été étudiée dans la rubrique grippe.

• **HE carotte :** fournie par les semences de *Daucus carota*, famille des Apiacées. C'est une huile essentielle jaune très pâle à odeur musquée rappelant celle de carvi. Elle contient principalement du carotol et de l'acétate de géranyle. Elle est un allié précieux en cas d'hépatite virale car associée à l'huile essentielle de citron, elle va avoir un effet tonique sur l'état général.

• Comme pour toutes les autres formules, ces préparations de gouttes peuvent être réalisées sous forme de gélules.

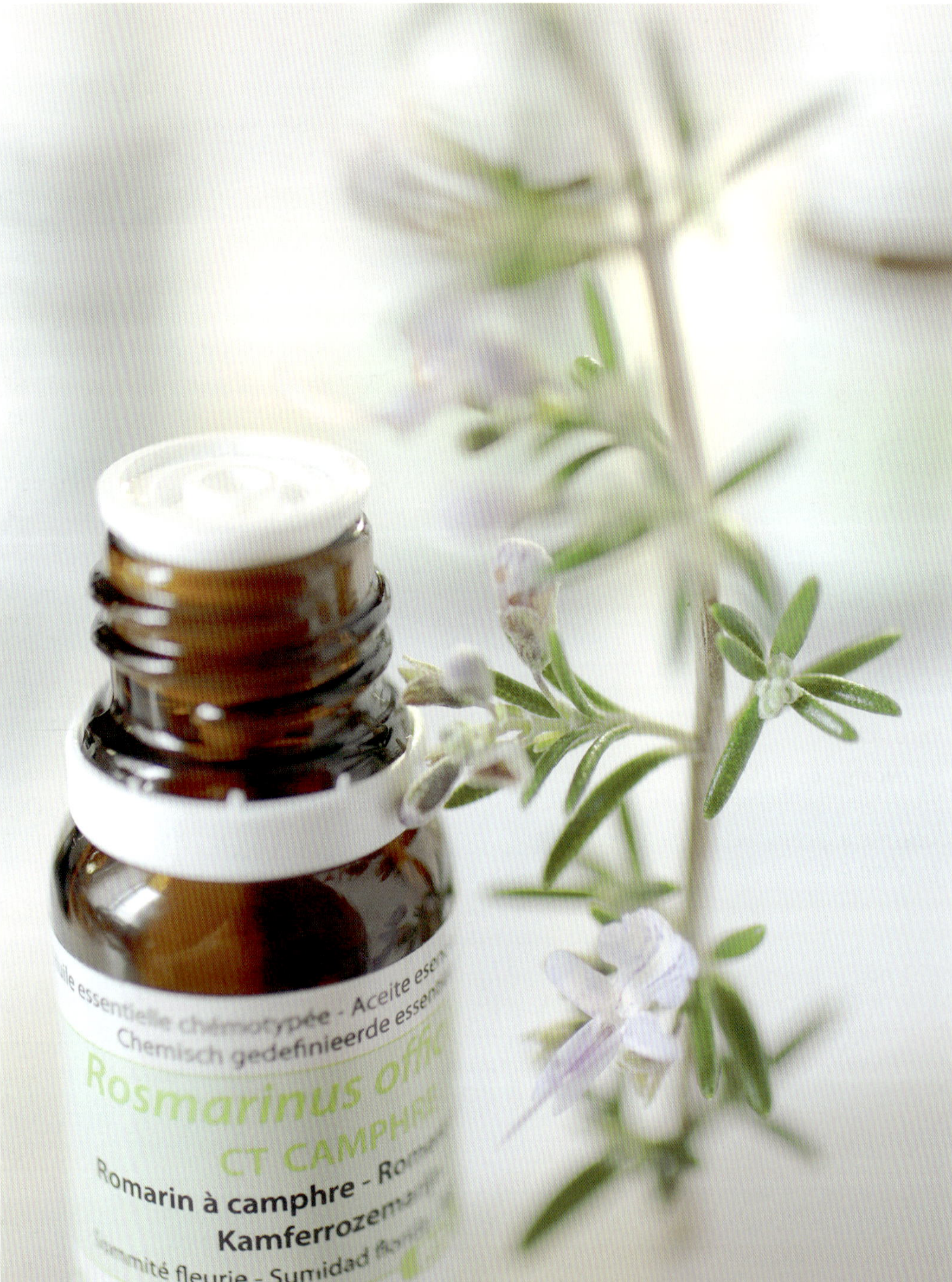

Huile essentielle de romarin

Appareil digestif

PANCRÉAS

Glande digestive mixte située derrière l'estomac entre la rate et le duodénum qui a deux fonctions bien distinctes :

— un pancréas exocrine agissant au niveau de la digestion par production d'enzymes digestives,

— un pancréas endocrine régulant la glycémie par production d'insuline.

Pour agir sur la fonction digestive, les huiles essentielles ne seront pas différentes de celles utilisées dans le cadre des troubles digestifs et hépatiques.

En revanche **pour réguler la glycémie**, nous avons seulement deux huiles essentielles disponibles : l'huile essentielle de géranium graveolens et celle d'eucalyptus globulus.

Composition

• **HE eucalyptus globulus :** déjà étudiée. Outre ses propriétés désinfectantes, antivirales et bactéricides, elle a la capacité d'agir sur l'équilibre de la glycémie.

• **HE géranium odorant :** fournie par les feuilles du *Pelargonium graveolens* (asperum) originaire d'Égypte et également par le pélargonium roseum (géranium rosat) originaire de La Réunion. Famille des Géraniacées. Elle contient géraniol, linalol et citronellol. C'est une huile essentielle à odeur forte, entêtante mais très agréable rappelant celle de la rose. Elle entre dans la composition de parfums célèbres.

• Ces deux huiles essentielles sont efficaces pour réguler la glycémie dans le cadre d'un diabète de la maturité.

Formule

HE géranium	
HE eucalyptus	aa qsp 10 ml

Posologie

2 gouttes matin midi et soir avant les repas directement sous la langue ou bien sur une mie de pain.

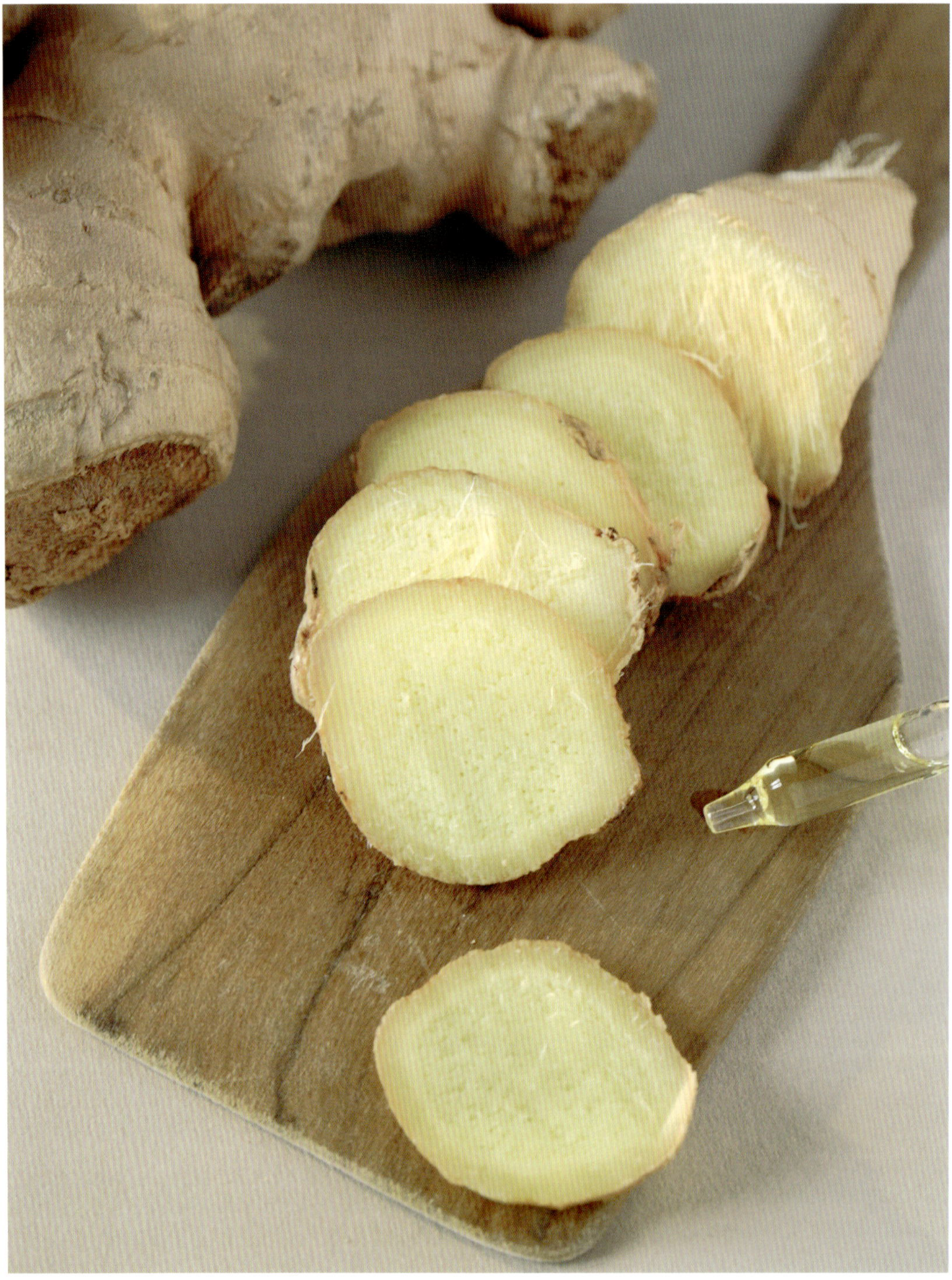

Gingembre

Appareil digestif

VOIES INTESTINALES

On peut regrouper plusieurs pathologies avec le même traitement d'huiles essentielles et distinguer : spasmes, flatulences et coliques ; colite ; diarrhée infectieuse ; constipation ; candidoses ; parasitoses.

CANDIDOSE INTESTINALE

Même définition que pour les candidoses digestives. La préparation est légèrement différente et peut être prise en alternance avec celle de la candidose digestive.

Formule

HE origan	|
HE tea-tree	| aa 1 ml
HE cannelle	|
HE lavande	|
Huile de pépins de raisin	qsp 60 ml

Posologie

30 gouttes midi et soir dans un peu d'eau avant les repas. Le traitement peut et même doit être prolongé le plus longtemps possible en association avec des gélules contenant :

levure de bière	|
lithothame	| aa qsp 250 mg

2 gélules midi et soir aux repas.

La levure de bière aide à reconstituer la flore intestinale souvent mise à mal par une antibiothérapie excessive et le lithothame, petite algue riche en carbonate de calcium, va contribuer à lutter contre l'acidité de l'organisme.

Cette acidité résulte souvent d'une mauvaise alimentation et provoque dans l'organisme un déséquilibre favorisant le développement des *Candida albicans* car ces champignons préfèrent un terrain acide.

COLITE

Inflammation du colon. Ici aussi l'alimentation joue un rôle important : pas de crudités, pas d'artichaut même cuit, pas de sucres rapides, pas de noix, noisettes, cacahuètes, pas de pois chiche ni petits pois, pas de fromages fermentés.

Essayer de manger dans le calme. Soigner son stress. Prendre en complément du magnésium marin mieux assimilé par l'organisme et surtout non irritant pour la muqueuse intestinale.

Formule

HE cannelle	|
HE estragon	| aa 0, 5 ml
HE marjolaine	|
HE tea-tree	|
TM carica papaya	qsp 60 ml

Posologie

30 gouttes, midi et soir, dans un peu d'eau après les repas.

Toutes ces huiles essentielles ont été étudiées précédemment, elles vont agir en synergie pour enlever l'inflammation du colon et par là-même, éviter les crises colitiques. Un massage de la paroi abdominale avec la même huile que celle utilisée contre les spasmes digestifs est bénéfique. Masser le ventre dans le sens des aiguilles d'une montre. Après massage, appliquer une bouillotte chaude et la garder une demi-heure. Si vous respectez scrupuleusement tous ces conseils, les crises colitiques s'espaceront de plus en plus et tendront à disparaître.

CONSTIPATION

Autant la phytothérapie offre un grand choix de plantes améliorant le transit et de plantes laxatives voire purgatives, autant l'aromathérapie propose très peu de possibilités pour lutter contre ce problème. Il faut dire que dans les huiles essentielles, on ne retrouve pas comme principes actifs les mucilages ni les dérivés anthraquinoniques qui sont de puissants laxatifs. Pour lutter contre la constipation par l'aromathérapie, il faut agir sur le plan hépato-biliaire afin d'obtenir que la vésicule biliaire déverse mieux sa bile au niveau intestinal. Pour cela je conseille de prendre le matin à jeun 5 gouttes du mélange :

HE citron
HE romarin à verbénone

dans une cuillerée d'huile d'olive qui est bien connue pour ses propriétés cholagogues. Je reconnais que c'est un peu difficile à avaler les premiers matins, mais comparé à la « tisane de longue vie » de mon grand père, c'est presque un régal !

IMPORTANT

Ici aussi des règles de diététique s'imposent :
— boire 1 litre à 1,5 litre d'eau,
— manger des légumes cuits (potages) et,
— manger des fruits cuits (compotes) tous les jours,
— avoir une activité physique,
— régénérer la flore intestinale avec de la levure de bière.

De même que dans la rubrique « spasmes », se masser tous les soirs pendant quelques minutes le ventre et le bas-ventre avec l'huile apaisante à base de lavande et d'orange douce.

DIARRHÉE INFECTIEUSE

Sous cette appellation, on peut regrouper colibacillose, gastro-entérite et entérocolite. Que les diarrhées soient d'origine virale ou bactérienne, les huiles essentielles agissent aussi bien sur les unes que sur les autres. En cas de diarrhées, une diète s'impose.

Formule pour un adulte

HE thym rouge	|
HE girofle	| aa 1 ml
HE cajeput	|
HE tea-tree	|
TM salicaire	qsp 60 ml

Posologie

Ici il faut agir rapidement et donc prendre 40 gouttes matin, midi et soir, dans un peu d'eau entre les repas.

Composition

• Les huiles essentielles sont déjà connues.

• La dilution des huiles essentielles dans la TM de salicaire est un plus pour lutter contre la diarrhée.

• La **salicaire** est une fort jolie plante aux fleurs roses qui poussent dans des terrains humides, marécageux, en bordure de rivières. Elle répond aussi au nom de lysimaque rouge. C'est une plante riche en tanins ce qui explique son action anti-diarrhéique.

En cas de diarrhées chez les enfants, je préfère utiliser la forme gélules qui facilitera le respect du traitement. Bien sûr une diète alimentaire est nécessaire ; il faut que l'enfant boive beaucoup : eau, bouillon de légumes, tisane de thym (1 cuillerée à café par tasse à thé d'eau bouillante, infuser 5 minutes) auquel on ajoute une tranche de citron et que l'on sucre avec un peu de miel.

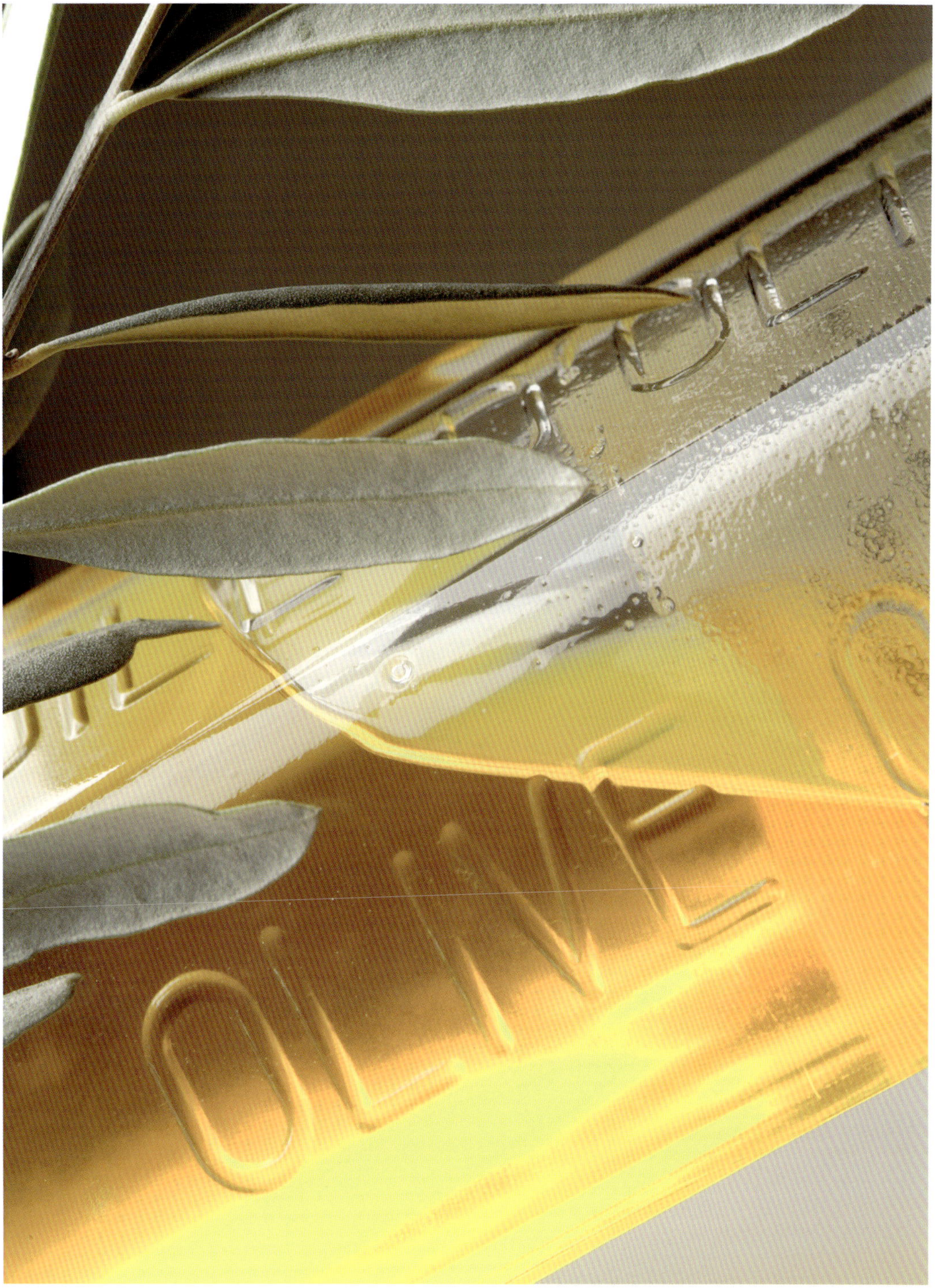
OLIVE

Formule pour les enfants

HE cannelle	aa qsp 2 gouttes/gélule
HE lavande	
HE tea-tree	
Myrtilles baies poudre	200 mg par gélule
	Pour une gélule n° 20

Posologie

Donner 1 gélule, midi et soir, au moment des repas pendant 10 jours.

Composition

• Ces trois huiles essentielles sont à la fois désinfectantes, antivirales, antibactériennes et stimulantes des défenses. J'aime prendre comme support la poudre de baies de myrtilles car grâce aux tanins qu'elle contient elle a également une action anti-diarrhéique et bénéfique sur les douleurs intestinales.

• La **myrtille** est une baie noire provenant d'un arbrisseau des régions montagneuses, elle est riche en tanins et en anthocyanosides. Les tanins agissent au niveau intestinal et les anthocyanosides améliorent la vision nocturne.

Penser à régénérer la flore intestinale par apport de levure de bière et de yaourt enrichi en lactobacille.

PARASITOSES

Il s'agit ici de parasitoses à vers uniquement et plus précisément de l'**oxyurose :** les oxyures sont de tout petits vers que l'on rencontre fréquemment chez l'homme et plus souvent encore chez l'enfant à cause de son mode de contamination. En effet l'infestation est très facilement réalisée chez l'enfant car la ponte provoque un prurit anal (la femelle oxyure vient pondre ses œufs au pourtour de l'anus) et le grattage qu'il entraîne, suivi du port des doigts à la bouche, est la source d'ingestion d'œufs infectieux.

Important

Quelques précautions à prendre chez l'enfant :
— couper les ongles à ras,
— faire laver les mains le plus souvent possible,
— avoir chacun sa serviette de toilette.

L'enfant qui a des oxyures est nerveux, a les yeux brillants, les cils écartés. Il se frotte souvent le nez et toussote.

Un test en laboratoire permet d'affirmer la présence d'oxyures. L'huile essentielle d'ail est ici prépondérante associée à l'huile de thym rouge mais pas question de faire avaler cette préparation à des enfants ! La meilleure solution est la forme suppositoires d'autant plus que les oxyures vivent uniquement dans la partie terminale de l'intestin grêle et du cæcum.

HE ail	aa 2 gouttes
HE thym rouge	
Excipient pour 1 suppositoire de 1 g	

Posologie

Un suppositoire le soir au coucher. Le traitement va se prendre 2 fois par mois pendant 6 jours au moment de la pleine lune et de la nouvelle lune car c'est à ces moments-là que les femelles oxyures viennent pondre. Il faut poursuivre pendant 3 mois. Pour les adultes, la quantité est doublée, mais très souvent un micro-lavement est préféré aux suppositoires.

Formule

HE ail	5 gouttes
HE thym rouge	5 gouttes
Huile d'olive	1 cuillerée à soupe

Composition

• **HE ail :** fournie par les bulbes d'*Allium sativum*. Cette huile essentielle a une odeur caractéristique que nous autres Provençaux connaissons bien, mais là, cela dépasse toute imagination ! C'est l'ail puissance 1 000. Impossible de la faire ingérer à un enfant. La forme suppositoires est vraiment la plus adaptée pour suivre un traitement anti-oxyures pendant 3 mois.

SPASMES, FLATULENCES & COLIQUES

Il est certain, qu'une fois de plus, les conseils d'hygiène alimentaire s'imposent. Il s'agit des mêmes règles que pour les spasmes et ballonnements de l'estomac. De plus pas de crudités ni de fruits crus, manger plutôt les légumes et les fruits cuits. Éviter l'artichaut même cuit car c'est un aliment qui provoque beaucoup de flatulences. Éviter aussi les sucres rapides tels que miel, confitures, gâteaux qui augmentent la fermentation intestinale.

Formule anti-flatulences

HE cumin	|
HE coriandre	| aa 1 ml
HE marjolaine	|
TM *Carica papaya*	qsp 60 ml

Posologie

30 gouttes, midi et soir, dans un peu d'eau après les repas ou au moment des malaises.

Composition

- **HE coriandre, marjolaine** et **TM *Carica papaya*** ont déjà été étudiées.
- **HE cumin :** fournie par les semences de *Cuminum cyminum*, famille des Apiacées, (origine Égypte). C'est une huile essentielle jaune pâle à odeur caractéristique, musquée et un peu anisée. Elle contient une aldéhyde cuminique et du terpinène. C'est une huile carminative, antispasmodique évitant les flatulences, qui s'associe parfaitement bien à la coriandre et à la marjolaine.

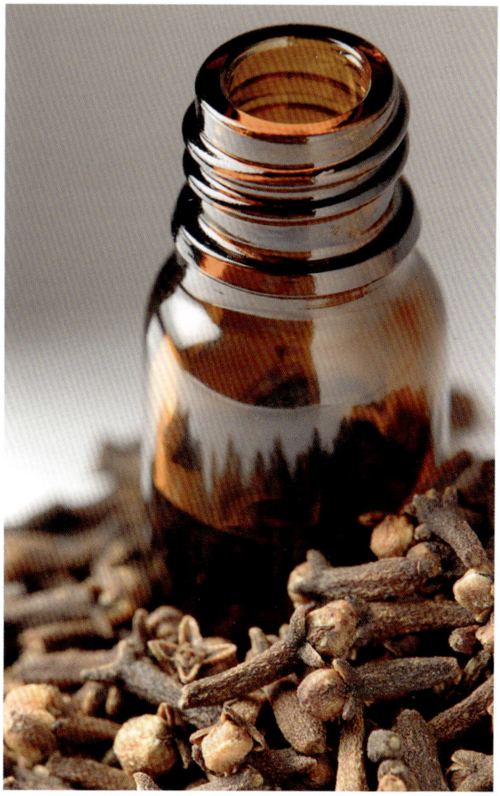

Clous de girofle

Appareil urogénital

Je regroupe ici les problèmes liés aux différents organes de cet appareil : reins, vessie, urètre, prostate, vulve, vagin. Avec les huiles essentielles, on peut agir uniquement en cas d'infections. En effet par comparaison à la phytothérapie où il est facile de drainer et d'avoir un effet diurétique important, on peut dire que l'aromathérapie, elle, n'est valable qu'en tant que bactéricide, antivirale et désinfectante. Déjà par rapport au volume liquide ingéré, on n'a pas la possibilité de boire un litre par jour comme avec une tisane. L'exemple le plus probant est le cas de coliques néphrétiques où il est difficile de donner une huile essentielle, excepté HE de citron pour éviter une surinfection (5 gouttes 2 fois par jour), mais rien ne vaut une bonne cure de « sabline » ou *Arenaria rubra* en tisane pour chasser les calculs rénaux.

CANDIDOSE VAGINALE, VAGINITE, LEUCORRHÉE

Je regroupe ici ces trois problèmes féminins car ils sont améliorés par le même traitement avec d'une part, une solution en interne et d'autre part, des ovules.

Traitement interne

Formule gouttes pour un usage interne

HE girofle	|
HE lavande	| aa 1 ml
HE palmarosa	|
HE tea-tree	|
TM myrtilles	qsp 60 ml

Posologie

30 gouttes dans un peu d'eau midi et soir avant les repas.

Traitement externe

Formule ovules

HE girofle	|
HE lavande	| aa 2 gouttes par ovule
HE palmarosa	|
HE tea-tree	|
Huile de calendula	5 gouttes par ovule
	qsp 1 ovule de 3 g n° 12

Posologie

1 ovule le soir au coucher pendant 12 jours à renouveler sur plusieurs semaines si nécessaire.

COLIBACILLOSE URINAIRE

Affection due à *Escherichia coli* (hôte normal du tube digestif). Ce germe peut dans certaines circonstances devenir pathogène et provoquer nombre d'infections tant intestinales qu'urinaires. Dans le cas de colibacillose urinaire, il est important de beaucoup boire (1,5 litre de tisane plus eau), d'éviter la constipation, de penser à bien vider sa vessie à chaque miction.

Je propose une préparation de gouttes que l'on peut alterner avec celle de la cystite afin de ne plus avoir de crises à répétition.

Formule

HE genièvre	|
HE niaouli	| aa 1 ml
HE tea-tree	|
TM myrtilles	qsp 60 ml

Posologie

30 gouttes, midi et soir, dans un peu d'eau au moment des repas. Huiles essentielles et TM myrtilles ont déjà été étudiées.

INFECTION URINAIRE (cystite)

Inflammation aiguë ou chronique de la vessie.

Ce problème doit être traité rapidement afin d'éviter tout risque de pyélonéphrite. La cystite se rencontre plus souvent chez la femme pour différentes raisons : proximité de la vulve et de l'anus avec risque de contamination par le colibacille.

Dès les premiers symptômes (brûlures à la miction, envies fréquentes d'uriner, urines troubles dues à la présence de pus), il faut boire abondamment et prendre 3 fois par jour dans un peu d'eau la préparation suivante :

HE genièvre	|
HE marjolaine	| aa 1,5 ml
HE santal	|
HE tea-tree	|
TM myrtilles*	qsp 60 ml

*. Peut-être remplacée par TM Cramberry.

La proportion d'huiles essentielles est importante, car il faut agir vite.

Posologie

Prendre 20 gouttes matin, midi et soir entre les repas dans un peu d'eau.

Composition

• **Marjolaine** et **tea-tree** ont déjà été étudiées.

• **HE genièvre :** fournie par les baies d'un arbrisseau *Juniperus communis*, famille des Cupressacées. C'est une huile incolore, très fluide, à odeur balsamique caractéristique elle contient des pinènes et un sesquiterpène : le thuyopsène. C'est une huile essentielle aux propriétés diurétiques et anti-inflammatoires.

• **HE santal :** fournie par le bois de *Santalum album*, originaire d'Asie tropicale, le bois de santal a été utilisé partout en Orient comme encens, cosmétique et parfum ou lors de l'embaumement des morts. Il a également servi à la construction des temples. De nos jours, l'espèce est presque éteinte et les arbres sont désormais cultivés dans des plantations pour la seule production de l'huile. C'est une huile essentielle de couleur jaune ayant une odeur reconnaissable entre toutes et fort prisée des parfumeurs dans la création de senteurs masculines. Elle contient santalols et bergamotol. C'est une huile antiseptique et cicatrisante des voies urinaires.

• **La TM de myrtilles** sert à dissoudre les huiles essentielles et apporte une action antibactérienne et antispasmodique.

INFECTION URINAIRE À STAPHYLOCOQUE

Les staphylocoques sont des bactéries qui abondent dans la nature et sur la peau et les muqueuses de l'homme sain où ils vivent en saprophytes*. La variété appelée « staphylocoque doré » est pathogène pour l'homme chez lequel elle provoque des infections variées : furoncle, abcès, anthrax, etc. On va retrouver cette infection dans le chapitre relatif aux problèmes cutanés. Ici, je l'évoque dans le cadre des voies urinaires quand, par exemple, il y a un calcul rénal difficile à éliminer et qui provoque un culot urinaire rempli de bactéries.

Formule

HE cannelle	|
HE tea-tree	| aa 1,5 ml
HE origan	|
TM bardane	qsp 60 ml

Posologie

30 gouttes midi et soir dans un peu d'eau avant les repas.

Composition

• Action fébrifuge, bactéricide des HE et plus particulièrement de **l'huile essentielle d'origan** anti-staphylocoque par excellence. De nombreuses études sont en cours sur cette huile essentielle a ce sujet.

• La **TM de bardane** sert, bien sûr, à dissoudre les huiles essentielles, mais surtout aide à dépurer et lutter contre le staphylocoque par la présence d'inuline et de polyènes (propriétés anti-bactériennes).

PROSTATITE

Inflammation de la prostate. Il faut beaucoup boire, de préférence de la tisane décongestionnante à base de bruyère, busserole, mauve, épilobe et verge d'or, et associer des gouttes de la composition suivante :

HE genièvre	|
HE lavande	| aa 1 ml
HE marjolaine	|
HE santal	|
TM uva-ursi	qsp 60 ml

Posologie

30 gouttes 3 fois par jour dans un peu d'eau avant chaque repas.

IMPORTANT

On s'aperçoit que dans le cas d'infections urinaires, l'absorption de tisanes est nécessaire mais bien sûr, les huiles essentielles sont indispensables pour lutter contre l'infection.

Au cas où la prostatite s'accompagne d'un léger adénome, on peut conseiller de prendre 1 cuillerée à café d'huile de pépins de courge tous les matins.

L'**huile de pépins de courge** est une huile végétale fournie par pression des graines de courge (*Cucurbita pepo*). Elle est de couleur sombre, épaisse et a une odeur peu agréable. C'est une huile riche en acide linoléique, cucurbitine (qui a des propriétés vermifuges) et en phytostérols. Ce sont eux, qui ont une action sur l'inflammation et l'hypertrophie prostatique. Les graines de courge à manger telles quelles sont donc insuffisantes pour lutter contre un problème prostatique. Elles sont prescrites uniquement dans le cadre d'un traitement taenifuge (vermifuge contre le ténia).

PYÉLONÉPHRITE

Infection aiguë de la partie supérieure des voies urinaires. C'est souvent une suite logique d'une cystite mal soignée. Il faut frapper vite et fort. Pour cela, quatre huiles essentielles polyvalentes sont nécessaires. Il s'agit de :

HE cannelle	|
HE girofle	| aa 1,5 ml
HE santal	|
HE tea-tree	|

Posologie

Si la personne souffrante supporte de prendre les huiles essentielles par voie perlinguale : prendre 4 gouttes 3 fois par jour pendant 3 jours puis passer à 3 gouttes 3 fois par jour les jours suivants. Sinon, dissoudre les HE dans 60 ml de TM bruyère plus TM uva-ursi à parties égales et prendre 30 gouttes 3 fois par jour dans un peu d'eau. La bruyère et l'uva-ursi sont deux plantes désinfectantes des voies urinaires, la bruyère par sa richesse en tanins et flavonoïdes et l'uva-ursi grâce à son principe actif, l'arbutoside.

URÉTRITE

Inflammation de l'urètre (conduit qui amène l'urine du col de la vessie à l'extérieur de l'organisme par le méat urétral). Ici aussi il va falloir beaucoup boire car il faut drainer un maximum. La préparation d'huiles essentielles va contenir deux huiles essentielles diurétiques, citron et genièvre, ainsi qu'une huile essentielle désinfectante, tea-tree.

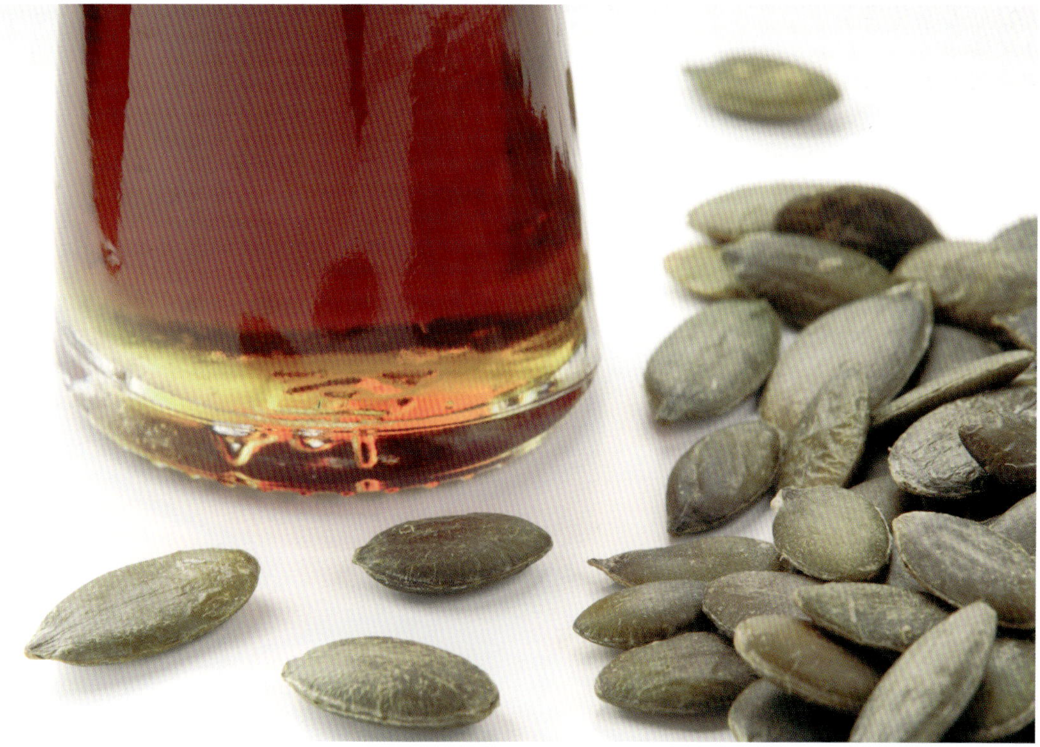

Huile de pépins de courge

Formule

HE citron	|
HE genièvre	| aa 1 ml
HE tea-tree	|
TM bruyère	qsp 60 ml

Posologie

Prendre 30 gouttes dans un peu d'eau 3 fois par jour **avant** les repas.

Appareil circulatoire

AU NIVEAU ARTÉRIEL

C'est sûrement là que les huiles essentielles ont le moins d'impact et surtout que le choix est limité. Toutefois pour soulager certains problèmes circulatoires, nous allons avoir à disposition à peu près une douzaine d'huiles essentielles : cyprès, citron, hélichryse, camomille romaine, basilic, ail, cajeput, matricaire, persil, sauge, lavande, ylang-ylang, oranger petit grain, néroli, géranium.

— Prévention de l'artériosclérose

— Hypertension

— Tachycardie, palpitations

HYPERTENSION

Outre celle d'ail, je préconise une préparation d'huiles essentielles mises en solution dans de la teinture-mère d'aubépine à prendre dans un peu d'eau, midi et soir avant les repas. Il est évident qu'en cas d'hypertension avérée, il n'est pas question d'abandonner son traitement allopathique mais uniquement de prendre les huiles essentielles en complément.

Formule

HE marjolaine	
HE lavande	aa 1 ml
HE ylang-ylang	
TM cratægus (aubépine)	qsp 60 ml

Posologie

30 gouttes midi et soir dans un peu d'eau avant les repas. On peut bien sûr prendre les huiles essentielles pures ainsi :

HE marjolaine	
HE lavande	aa 5 ml
HE ylang-ylang	

Posologie

2 gouttes 3 fois par jour sous la langue.

Composition

• **Lavande** et **marjolaine** ont déjà été présentées. Elles ont ici une fonction apaisante.

• **HE ylang-ylang :** fournie par les fleurs de *Cananga odorata*, famille des Anonacées. L'ylang-ylang est un bel arbre tropical de 20 m de haut aux fleurs roses, mauves et jaunes poussant en Asie (Madagascar, Philippines et Indonésie).

On l'appelle là-bas l'arbre aux parfums. En Indonésie, la coutume veut que l'on couvre le lit des jeunes mariés de pétales d'ylang-ylang : sûrement pour leur porter chance car on sait que l'ylang-ylang est aphrodisiaque !

C'est une huile essentielle au parfum fleuri par excellence, voluptueux, entêtant et merveilleux. Cette huile contient comme principe actif du germacrène, du caryophyllène et du farnesène. C'est une huile essentielle aux vertus hypotensives quand l'hypertension est due au stress ou à un choc émotionnel. Elle est également aphrodisiaque en association avec le gingembre et la cannelle.

On peut parfaire le traitement par un bain ou un massage à base de lavande, camomille romaine, orange douce et néroli (oranger bigaradier fleurs).

Formule huile de massage

HE lavande	2 ml
HE camomille romaine	0,2 ml
HE néroli	0,2 ml
HE orange douce	2 ml
Huile d'amande douce	qsp 60 ml

Composition

• **HE néroli :** c'est une princesse italienne (Anne-Marie de Néroli) qui a donné son nom à cette huile provenant de la distillation des fleurs d'oranger bigaradier encore appelé oranger amer. L'oranger amer est un arbre à feuilles persistantes et aux fleurs blanches qui produit trois huiles essentielles différentes :

— à partir des feuilles : HE petit grain

— à partir des fleurs : HE néroli

— à partir du zeste du fruit : HE bigarade

Feuilles et fleurs produisent des huiles essentielles apaisantes, tandis que le zeste du fruit produit une HE tonique. Traditionnellement ses fleurs blanches, symboles de pureté, sont utilisées dans les bouquets de mariée ; à la fois pour leur beauté et leur senteur mais aussi pour calmer la nervosité de la jeune épouse. C'est une huile essentielle précieuse parce que rare et chère, elle a un arôme entêtant, sucré et floral légèrement fruité. Elle est riche en mono et sesquiterpenols (nérol, nérolidol, linalol…) qui lui donne son action apaisante et rééquilibrante chez les personnes stressées et hypertendues. Il faut masser plexus solaire, nuque, épaules, poignets et pieds (voûte plantaire). Si l'on a la possibilité de prendre un bain, la préparation d'huiles essentielles est identique mais mise en solution dans une base hydrodispersante au lieu de l'huile d'amande douce (1 cuillerée à soupe pour un bain). Pour parfaire l'effet apaisant, je recommande de diffuser dans la maison un mélange d'huiles essentielles, de lavande et orange douce. Ce mélange peut-être diffusé régulièrement dans la maison car il apporte une sensation de bien-être et ce, avec ou sans hypertension.

PRÉVENTION DE L'ARTÉRIOSCLÉROSE

L'artériosclérose est le terme générique pour désigner plusieurs maladies provoquant l'épaississement et la perte d'élasticité de la paroi artérielle. Notre région provençale est privilégiée par rapport à la moyenne nationale quant aux risques de maladies cardiovasculaires. En effet notre alimentation riche en huile d'olive et ail est bénéfique pour nos artères. Toutefois il est bon en cas d'apparition de plaques d'athérome d'apporter en supplément de l'huile essentielle d'ail et de l'huile de germe de blé.

• **HE ail :** de par son goût et son odeur, il est préférable de la prendre sous forme de gélules entériques dosées selon la formule :

HE ail	3 gouttes par gélule entérique
	Pour une gélule n° 60

Posologie

Prendre 1 gélule midi et soir aux repas.

De nombreuses études ont été faites sur **l'ail** pour montrer son efficacité sur les thromboses car il empêche l'agrégation plaquettaire d'une part et il agit aussi pour maintenir la souplesse des artères grâce à ses propriétés anti-lipides et anti-cholestérol.

Je conseille d'y associer de l'huile de germe de blé à raison de 2 cuillerées à café par jour à prendre seules ou à ajouter dans son alimentation (sauce de salade par exemple).

L'huile de germe de blé est fournie par pression à froid des germes de grains de blé (*Triticum sativum*). C'est une huile limpide, de couleur jaune doré ayant un taux d'acides gras essentiels très important (75 %).

Ce sont l'acide oléique, linoléique, palmitique et linolénique. Ils ont une action bénéfique sur l'athérosclérose en évitant les dépôts de cholestérol sur les parois des artères.

L'huile de germe de blé est également la source principale de vitamine E naturelle. La vitamine E est un excellent antioxydant qui exerce une action protectrice sur la paroi des artères et abaisse le taux de cholestérol dans le sang.

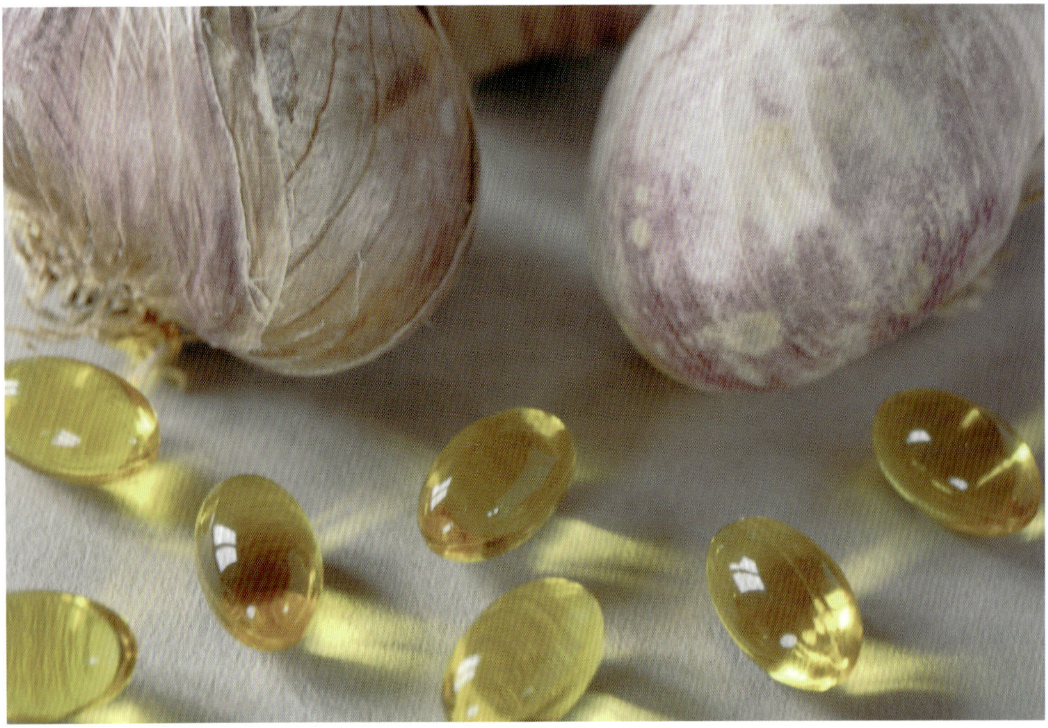

Huile essentielle d'ail en gélules

TACHYCHARDIE, PALPITATIONS

On rejoint toujours la notion de stress qu'il faut essayer de maîtriser en s'aidant avec massage relaxant et diffusion d'essences apaisantes (les mêmes qu'en cas d'hypertension).

Ici encore, je fais appel à la teinture-mère d'aubépine pour dissoudre les trois huiles essentielles anti-palpitations ci-dessous.

Formule

HE ylang-ylang	|
HE marjolaine	| aa 1 ml
HE petit grain	|
TM *cratægus* (aubépine)	qsp 60 ml

Posologie

20 gouttes, matin, midi et soir, dans un peu d'eau au moment des repas.

Appareil circulatoire

AU NIVEAU VEINEUX

Les huiles essentielles peuvent agir sur différents problèmes inhérents à la circulation veineuse : fragilité capillaire, varices, jambes lourdes, hémorroïdes, mains et pieds froids, coups hématomes.

COUPS, HÉMATOMES

La première des choses à faire en cas de chutes est de prendre une dose d'arnica en 30 CH puis une deuxième dose une heure après. Le lendemain et les jours suivants, prendre 5 granules matin et soir d'arnica en 9 CH.

Une seule huile essentielle (celle d'hélichryse) est valable pour réduire coups et hématomes, elle peut s'utiliser pure – dans la mesure où il n'y a pas de plaies ouvertes – en onction douce sur la zone abîmée. Si les hématomes sont sur le visage, il faut bien sûr diluer l'huile essentielle d'hélichryse dans de l'huile de macadamia avant de l'appliquer, car la peau du visage est bien trop fragile pour supporter les huiles essentielles pures (cf. précautions d'emploi au début du livre).

Formule huile visage anti-hématomes

HE hélichryse	0,15 ml
Huile de macadamia	qsp 15 ml

Posologie

Masser doucement la zone tuméfiée matin et soir.

FRAGILITÉ CAPILLAIRE

Pour lutter contre cette fragilité, il faut en priorité un apport de vitamine P, vitamine qui ne se retrouve pas dans les huiles essentielles mais surtout dans les plantes telles que vigne rouge et marron d'inde. Avec les HE, on va pouvoir agir uniquement en externe par le biais de massage.

Pour agir en interne

Prendre 30 gouttes, midi et soir, dans un peu d'eau de :

TM vigne rouge	aa qsp 60 ml
TM marron d'inde	

En externe

Massage le soir sur les zones où les vaisseaux sont éclatés avec l'huile suivante :

HE cyprès	0,5 ml	
HE hélichryse	0,5 ml	
Huile végétale de macadamia		aa qsp 30 ml
Huile végétale de calophylle		

Composition

• **HE hélichryse :** déjà étudiée.

• **HE cyprès :** fournie par les rameaux, feuilles et cônes du *Cupressus semper virens*, grand arbre poussant en France, Italie et Grèce. C'est une huile essentielle, incolore à odeur fraîche et résineuse de camphre. Elle contient pinène, carène et cédrol. Elle est astringente et a la capacité de contracter les veines pour diminuer les ruptures de capillaires. On va bien sûr la retrouver pour soulager varices et hémorroïdes.

• **Huile végétale de macadamia :** elle est obtenue par pression des graines d'un arbre originaire des Antilles et d'Australie (*Macadamia integrifolia*). On obtient une huile jaune clair pratiquement sans odeur, d'une grande fluidité, ce qui lui donne un excellent pouvoir de pénétration mis à profit ici pour faciliter la micro-circulation locale ;

c'est une huile agréable à utiliser parce qu'elle ne laisse pas de sensation de gras. Nous la retrouverons plus loin dans les soins capillaires.

• **Huile végétale de calophylle :** fournie à partir des graines des fruits d'un grand arbre (*Calophyllum inophyllum*) originaire de l'Asie tropicale. On le retrouve aussi dans les îles du Pacifique sud et dans l'Océan Indien. C'était un arbre sacré en Polynésie où on l'appelle « tamanu », son bois servait à la confection de « tiki ». Les graines de calophylle donnent une huile de couleur jaune vert avec des reflets orangés à odeur caractéristique. Elle est parfois demandée sous le nom de baume de tamanu, mais ce terme est impropre car il s'agit tout simplement d'une huile grasse aromatique. Elle contient des acides gras essentiels, des flavonoïdes, des dérivés de la coumarine, ce qui expliquerait son action protectrice au niveau des vaisseaux et des capillaires.

HÉMORROÏDES

Varicosités des veines du plexus hémorroïdal compliquées souvent par une inflammation, une thrombose, et des hémorragies.

IMPORTANT

La priorité des priorités est de combattre la constipation.
Éviter café, plats épicés, charcuterie.
Supprimer totalement alcool, vins et tabac.
Essayer de rester allongé le plus possible en cas de crise. Ne pas faire de sports intenses tels que natation ou vélo, car ce sont des sports qui augmentent beaucoup la masse sanguine dans les membres inférieurs.
Se masser les jambes avec une huile décongestionnante dans le sens veineux.

Traitement interne

Il doit être normalement de courte durée car les hémorroïdes doivent régresser très vite si l'on respecte toutes ces consignes.

Formule

HE citron	aa 5 ml
HE cyprès	

Posologie

Prendre 5 gouttes de ce mélange sous la langue ou sur une mie de pain deux fois par jour entre les repas et ce pendant 5 a 6 jours. Le cyprès en interne nécessite quelques précautions d'emploi en raison de la présence d'œstrogènes dans l'huile essentielle. On ne peut pas le conseiller chez l'homme en cas de cancer de la prostate et chez la femme en cas de mastose et de cancer du sein.

Traitement externe

Localement après avoir pris un bain de siège tiède (préparé avec une décoction de feuilles de bouillon blanc qui a des vertus émollientes), appliquer un gel composé ainsi :

HE ciste	0, 5 ml
HE cyprès	1 ml
TM ficaire	5 ml
Gel neutre	100 g

Composition

• **HE ciste :** fournie par les rameaux du *Cistus ladaniferus*, famille des Cistacées (origine Espagne), bien que les cistes abondent dans de nombreuses autres régions méditerranéennes telles que Crête, Corse, Portugal. Durant les chaleurs de l'été, les poils glandulaires des feuilles sécrètent une résine aromatique visqueuse qui devient opaque, donnant à la plante un aspect irréel. Jadis, cette résine se récoltait sur la toison des chèvres en la peignant ! Aujourd'hui, on cueille les feuilles que l'on fait bouillir, la résine monte à la surface de l'eau où elle est récupérée puis distillée pour obtenir le labdanum. Cette huile essentielle a une odeur puissante et tenace, peu agréable. Elle sert surtout en parfumerie comme fixatif. La composition de cette huile est complexe, elle contient pinène et cétones. En aromathérapie, le ciste est réputé pour ses vertus anti-hémorragiques, astringentes et cicatrisantes.

• **TM ficaire :** la ficaire est une petite plante des lieux humides et ombragés des bois, à fleurs d'un jaune éclatant. On l'appelle familièrement « herbe aux hémorroïdes ». Elle est utilisée depuis toujours pour les soulager. Appliquer ce gel, matin et soir, sur les hémorroïdes.

JAMBES LOURDES

Pour améliorer cet état, il faut impérativement éviter les œdèmes des membres inférieurs par une action à la fois interne et externe.

L'action interne va se faire par l'intermédiaire d'une tisane drainante et circulatoire, à boire à raison d'un litre par jour. Elle se compose de feuilles de bouleau, barbe de maïs, hamamélis, mélilot, vigne rouge. Prendre 3 cuillerées à soupe de ce mélange pour un litre d'eau bouillante. Laisser infuser 15 minu-tes. Filtrer. Boire froid dans la journée. Malgré l'efficacité des huiles essentielles dans de nombreux domaines, il faut reconnaître que pour agir au niveau drainage, elles sont insuffisantes.

En revanche, elles vont être efficaces localement dans la formule suivante à appliquer en massage tous les soirs.

Formule huile de massage « jambes lourdes »

HE citron	|
HE cyprès	| aa 2 ml
HE genièvre	|
HE menthe poivrée	|
TM hamamélis	30 ml
Huile de pépins de raisin	qsp 150 ml

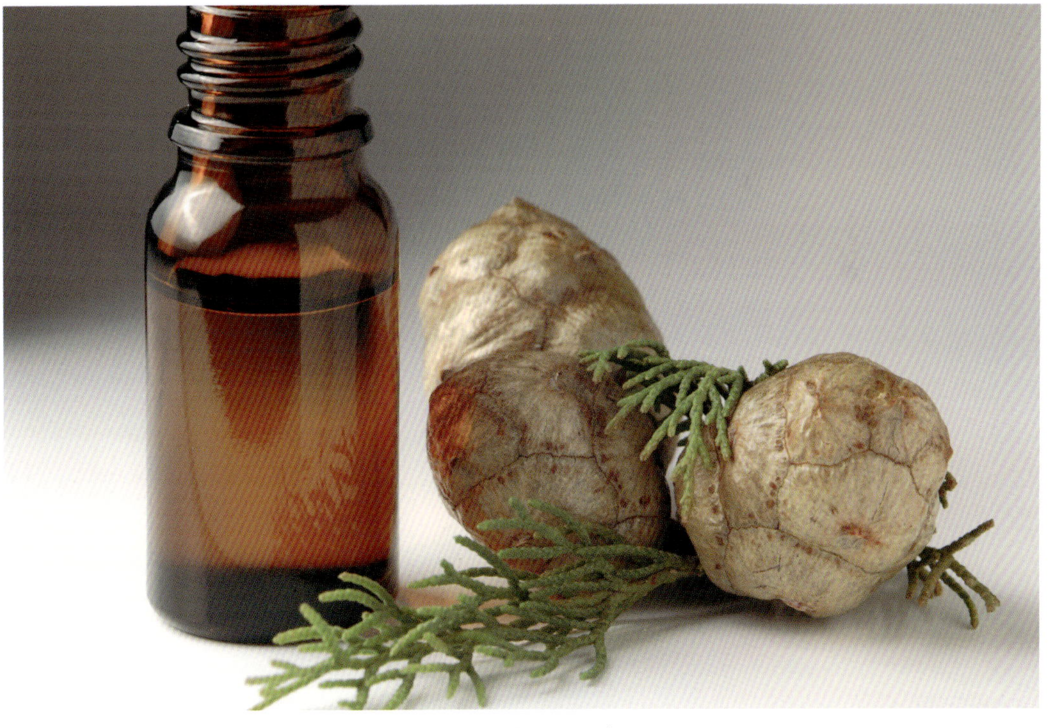

Huile essentielle de cyprès

L'huile essentielle de menthe poivrée va procurer une sensation de fraîcheur ; les trois autres huiles vont aider au retour veineux, de même que la teinture-mère d'hamamélis.

MAINS & PIEDS FROIDS

Le traitement interne est le même que celui pour améliorer la circulation veineuse dans la rubrique « varices », car il faut faire un apport de vitamine P.

En externe

Pratiquer le plus souvent possible des bains des mains et des pieds bien chauds et dans lesquels on aura mis 3 cuillerées à soupe de farine de moutarde (il faut d'abord dissoudre la farine de moutarde dans un peu d'eau froide avant d'ajouter de l'eau bien chaude). La farine de moutarde est depuis fort longtemps utilisée comme rubéfiant en sinapismes et en pédiluves, ce qui permet d'attirer le sang vers les extrémités.

Formule crème anti-froid (mains & pieds)

HE gingembre	
HE hélichryse	
HE lavande	aa 1 ml
HE romarin à camphène	
HE piment	
Cétaline	100 g

Posologie

Appliquer la crème matin et soir en la faisant bien pénétrer par un massage appuyé sur la voûte plantaire. Bien se laver les mains après le massage.

Composition

• **HE gingembre :** fournie par les rhizomes de *Zingiber officinalis* (origine Chine). Cette épice tant appréciée est connue depuis la fin du XIIIe siècle grâce à Marco Polo. L'huile essentielle, de couleur jaune très pâle, a une odeur très particulière, légèrement camphrée et une saveur chaude, intense et poivrée. Elle contient zingiberène, bisabolène, et sesquiphellandrène. Elle a beaucoup d'indications thérapeutiques (aphrodisiaque, nausées, asthénie, antalgique) que l'on retrouvera un peu plus loin. Ici on met à profit ses propriétés antalgiques et chauffantes.

• **HE piment :** fournie par *Pimenta dioica* (origine Brésil ou Jamaïque). Les baies que l'on appelle « poivre de la Jamaïque » sont fournies par un bel arbre tropical toujours vert, elles sont utilisées comme condiment surtout en Angleterre. On les nomme aussi « quatre épices » car elles ont la particularité de réunir en une seule baie les quatre arômes de cannelle, girofle, muscade et poivre.

Cette huile essentielle contient eugénol, myrcène et chavicol. Associée à l'huile essentielle de gingembre elle va apporter une sensation de chaleur bénéfique pour améliorer ce problème.

• **HE romarin à camphène :** il diffère du romarin à verbénone déjà cité, car il ne s'utilise pratiquement qu'en externe pour ses propriétés antalgiques et son action tonique circulatoire.

VARICES

IMPORTANT

Il faut bien sûr respecter les règles de bon sens pour éviter l'apparition de varices :
— éviter la station debout prolongée,
— ne pas mettre de mi-bas qui empêche le retour veineux,
— dormir en surélevant ses jambes,
— boire beaucoup pour éviter les œdèmes,
— ne pas manger d'aliments trop riches en chlorure de sodium,
— se masser les jambes tous les soirs,
— pratiquer la marche.

Traitement interne

Deux huiles essentielles importantes pour soulager un problème de varices, mais que je préfère associer à la vigne rouge, le tout sous forme de gélules :

HE citron	1 goutte par gélule
HE cyprès	2 gouttes
Poudre de vigne rouge	qsp 1 gélule de 250 mg
	Pour une gélule n° 60

Posologie

1 gélule midi et soir avant le repas.

Composition

La vigne rouge, de par sa richesse en vitamine P, combat l'insuffisance veineuse, et grâce aux tanins qu'elle contient, favorise la tonicité des vaisseaux et donc le retour veineux.

Traitement externe

Il consiste en massage des membres inférieurs en remontant de la cheville au genou pour mieux vider les sacs veineux.

Formule huile de massage « varices »

HE citron	|	
HE cyprès	| aa 1,5 ml	
HE lavande	|	
HE romarin	|	
Huile végétale de macadamia		qsp 60 ml

C'est une huile qui va améliorer le tonus veineux tout en soulageant le côté douloureux grâce à la présence de la lavande et du romarin.

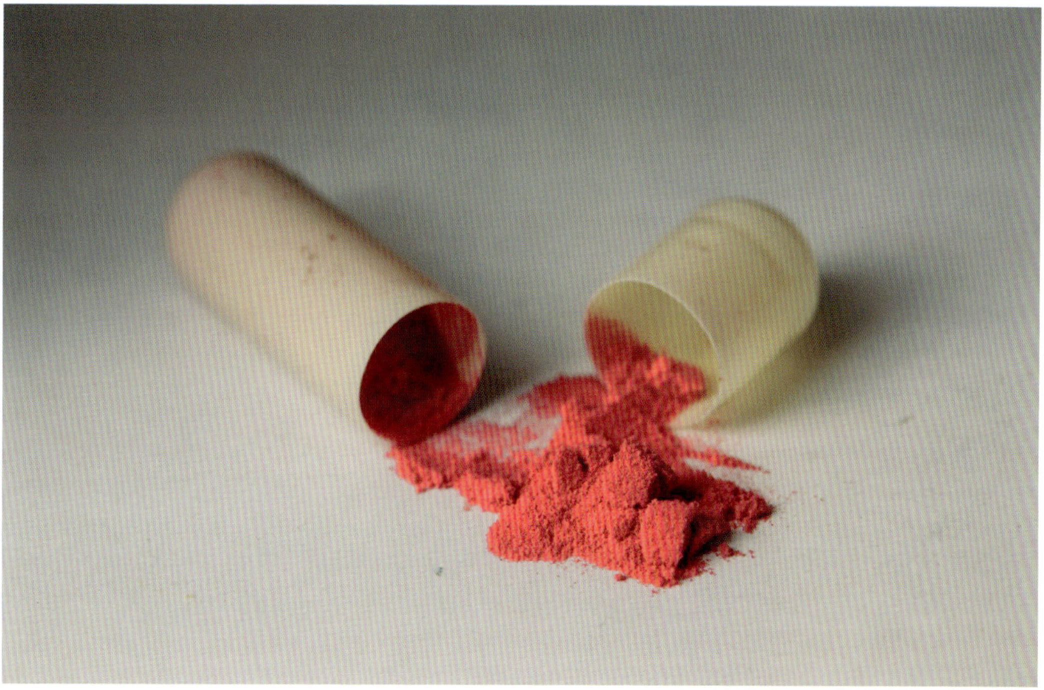

Poudre de vigne rouge

Soins dermatologiques

Membrane résistante et imperméable qui recouvre le corps, la peau produit deux sécrétions : la matière sébacée qui assouplit la couche cornée et la sueur qui règle par son évaporation la dépense thermique. Très souvent à l'officine, je suis sollicitée pour résoudre certains problèmes liés aux différentes dermatoses que sont : l'acné juvénile, l'acné rosacée, la couperose, la furonculose, l'herpès (labial et génital), le zona, la varicelle, les eczémas (sec et purulent), le psoriasis, les démangeaisons, ainsi que pour soulager transpiration excessive, piqûres d'insectes, verrues, coups de soleil, cellulite, vergetures, cicatrisation difficile.

ACNÉ JUVÉNILE

Éruption cutanée faite de petits éléments inflammatoires, survenant surtout à la puberté. Un traitement interne s'impose, il sera composé de plantes dépuratives (bardane et pensées sauvages), d'un apport de vitamines B (levure de bière) et bien entendu d'une hygiène alimentaire stricte. (cf. *Santé & bien-être par les plantes*).

Soin externe

Après nettoyage de la peau avec un produit doux et sans savon, on applique une huile purifiante et assainissante composée de :

HE citron	|
HE romarin	| aa 0,3 ml
HE tea-tree	|
HE vétiver	|
Huile de noisettes	qsp 60 ml

Composition

• Nous avons déjà vus **citron, romarin** et **tea-tree** qui sont régulatrices de la séborrhée, antiseptiques et bactéricides.

• **HE vétiver :** fournie par les racines de *Vetiveria zizanoides* (origine Indonésie et Haïti), famille des Poacées. Son nom commun « vétiver » vient du tamoul qui signifie « coupé à la hachette », en référence à la méthode de ramassage. En Inde, on le plante pour lutter contre l'érosion des sols ; à Haïti, les paysans recouvrent le toit de leur maison avec les feuilles : il faut dire que le vétiver a la propriété d'éloigner les insectes. L'huile essentielle est de couleur brune, résineuse, elle a un arôme profond, à la fois boisé et terreux. Elle entre dans la composition de nombreux parfums masculins, contient principalement vétivone, vétivène, et acide benzoïque. Elle a des vertus apaisantes et équilibrantes au niveau de l'excès de sébum.

• **L'huile végétale de noisettes** est obtenue par expression des graines d'un arbuste *Corylus avellana* fort répandu en Europe. C'est une huile de couleur jaune ayant une fine odeur de noisettes et pratique à utiliser sur une peau acnéique parce que non grasse.

En cas de boutons importants, on peut le soir préparer une pâte faite avec 1 cuillerée à soupe d'argile verte dans lequel on va délayer 1 cuillerée à café de l'huile précédente. On applique cette pâte sur chaque bouton important et on laisse si possible toute la nuit. Rinçage à l'eau tiède le matin. Quand l'acné va mieux, je conseille une lotion à utiliser quotidiennement après le nettoyage du visage, il s'agit de notre préparation **« vinaigre de lavande »** constituée de :

HE lavande	2 ml
HE tea-tree	0,5 ml
Alcool camphré	1 ml
Alcool à 30°	50 ml
Eau de rose véritable	qsp 150 ml

Les HE de **lavande** et **tea-tree** ainsi que **l'alcool camphré** sont assainissants et préviennent la formation de boutons. L'eau de rose convient très bien aux peaux grasses car elle est astringente (elle resserre les pores).

C'est un soin que j'aime bien conseiller pour les peaux mixtes à tendance grasse même en absence d'acné car il agit bien en prévention.

ACNÉ ROSACÉE

Atteinte inflammatoire chronique qui débute habituellement chez l'adulte d'âge moyen. Elle est constituée de couperose et de papules siégeant essentiellement sur les régions médianes du visage. Outre un traitement interne constitué de plantes dépuratives et drainantes, d'un apport de vitamines B (levure de bière principalement), il faut agir impérativement localement.

Soin externe

Sur le visage soigneusement démaquillé, appliquer le soir la préparation suivante :

HE camomille romaine	0,2 ml
HE hélichryse	0,1 ml
HE patchouli	0,1 ml
Huile d'argan	qsp 30 ml

Composition

• L'huile essentielle de **camomille** déjà étudiée est très adoucissante et apaisante pour les peaux irritées. L'huile essentielle **d'hélichryse** va agir sur la rougeur et l'éclatement des petits vaisseaux.

• **HE patchouli :** fournie par les feuilles de *Pogostemon cablin*, (origine Indonésie). En Inde, les feuilles de patchouli sont mises dans les armoires pour parfumer le linge et éloigner les insectes. Le patchouli devint célèbre en Angleterre autour de 1820, lorsque la mode s'intéressa aux étoffes indiennes et plus particulièrement aux châles en cachemire qui étaient imprégnés de ce parfum. En Orient, les feuilles fraîches sont utilisées pour lutter contre les morsures de serpents. L'huile essentielle obtenue est de couleur marron, épaisse, résineuse, à odeur prononcée, musquée et épicée. Son arôme est le symbole des années 60. Elle contient du patchoulol, des aldéhydes benzoïque et cinnamique. C'est une huile aux vertus anti-inflammatoires et cicatrisantes.

• **Huile d'argan :** c'est une huile végétale extraite des graines d'arganier, famille des Sapotacées. L'arganier est un arbre qui pousse aux confins du désert marocain. Depuis toujours les Marocaines utilisent cette huile comme soin de beauté pour le visage. C'est une huile jaune pâle, très fluide, très riche en acides gras essentiels tels que l'acide oléique et linoléique. C'est une huile qui pénètre facilement et qui est idéale pour soigner l'épiderme du visage.

BRÛLURES AU 1ER DEGRÉ, COUPS DE SOLEIL

Le traitement sera le même car il s'agit dans les deux cas d'un simple érythème douloureux.

Soin externe

Appliquer sur les zones fragilisées une solution constituée ainsi :

HE lavande	3 ml
Huile de millepertuis	aa qsp 60 ml
Huile de calendula	

L'huile essentielle de lavande associée à ces deux huiles végétales potentialise l'effet anti-inflammatoire et régénérant de cette préparation huileuse. On peut, en interne, prendre 5 granules toutes les deux heures de *Belladonna* en 5 CH jusqu'à disparition du phénomène douloureux.

CELLULITE

C'est une demande permanente à l'officine que font nombre de femmes préoccupées par leurs « bourrelets ».

Important

Il faut agir sur plusieurs fronts :
— Beaucoup boire pour éviter toute rétention d'eau : ma tisane drainante à base de bouleau, cassis, thé vert, reine des prés et fenouil, est fort bien adaptée dans ce cas.
— Surveiller sa circulation veineuse, prendre des veinotoniques pour éviter toute stase veineuse.
— Ne pas avoir de problèmes hormonaux.
— Avoir, bien évidemment, une activité sportive régulière et de préférence choisir la natation à tout autre sport (dans le cas de la cellulite), car le fait de nager améliore la circulation au niveau des membres inférieurs.

Posologie

Appliquer en massage tous les soirs après la douche et après, si possible, une friction au gant de crin mon huile « anti-eau et anti-cellulite ».

Formule huile anti-eau

HE romarin	10 ml
HE sauge	10 ml
HE cyprès	3 ml
HE thym	3 ml
HE lavande	2 ml
HE genièvre	2 ml
TM alchemille	10 ml
TM artichaut	10 ml
Labrafil	| aa qsp 150 ml
Huile de pépins de raisin |	

Je mets souvent du labrafil dans les huiles de massage de façon à pouvoir aussi les utiliser en bains car le labrafil est une base hydrodispersante. Dans le bain mettre 2 cuillerées à soupe d'huile. Il vaut mieux cependant avoir recours au massage qui raffermira davantage les tissus cellulitiques.

Il ne faut pas pratiquer ce genre de massage avant d'aller s'exposer au soleil car la concentration en huiles essentielles est ici importante et pourrait provoquer une photosensibilisation.

À cause de la présence de sauge et de cyprès, il ne faut pas utiliser cette huile chez la femme enceinte durant les 4 premiers mois de la grossesse.

COUPEROSE

Affection de la peau du visage constituée d'une vasodilatation excessive. La couperose peut évoluer vers l'acné rosacée. En interne, fortifier les capillaires par apport de vitamine P avec des infusions de vigne rouge, hamamélis et mélilot (2 tasses par jour). Le matin, lotionner le visage avec de l'eau distillée d'hamamélis aux vertus décongestionnantes, puis appliquer un produit très protecteur comme le cold cream ou le cérat de Galien surtout en période hivernale. Faire attention de ne pas consommer de plats épicés, ni d'alcool, ni thés noirs ni café. Le soir, appliquer une huile adoucissante et anti-rougeurs à base de :

HE lavande	0,2
HE patchouli	0,2
Huile d'argan	qsp 30 ml

On peut très bien alterner cette huile avec celle pour soigner l'acné rosacée.

DÉMANGEAISONS

Un traitement interne est impératif car il faut agir au niveau des organes éliminateurs que sont le foie et les reins. On peut alterner les cures d'aubier de tilleul avec le mélange de quatre plantes drainantes : le bouleau, le pissenlit, la fumeterre et la piloselle.

Formule tisane

Bouleau	|
Fumeterre	| aa 50 g
Piloselle	|
Pissenlit	|

Posologie

1 cuillerée à soupe pour 1 tasse à thé d'eau bouillante, infuser 10 minutes, filtrer, boire 2 tasses par jour : 1 le matin à jeun et 1 avant le repas du soir. Faire, bien entendu, attention à son alimentation, éviter les aliments susceptibles d'engendrer des phénomènes d'intolérance cutanée tels que café, fraises, poissons, œufs... Utiliser pour la toilette un produit sans savon. Appliquer sur les zones de grattage une solution composée de :

HE marjolaine	0,5 ml
HE lavande	0,5 ml
HE patchouli	0,5 ml
Huile d'amande douce	qsp 60 ml

Ces 3 huiles essentielles anti-inflammatoires associées à l'huile d'amande douce apaisante vont contribuer à calmer les démangeaisons.

Posologie

Outre les tisanes de drainage, on peut prendre 2 gouttes 3 fois par jour d'huile essentielle de marjolaine en interne dans la mesure où les démangeaisons sont d'origine nerveuse.

ECZÉMA PURULENT

Le drainage s'impose plus que jamais, l'aubier de tilleul a l'avantage de drainer le foie et les reins, c'est pour cela que j'aime bien le recommander dans ce type d'affections cutanées.

En application sur le corps, les huiles essentielles vont un peu différer de celles de l'eczéma sec car il faut ici davantage désinfecter. C'est pour cela que la préparation va contenir du tea-tree.

Formule huile pour le corps

HE géranium	|
HE patchouli	| aa 1 ml
HE tea-tree	|
Huile amande douce	|
Huile germe de blé	| aa qsp 150 ml

Pour le visage, la préparation sera diminuée de la même façon que dans l'eczéma sec.

ECZÉMA SEC

Quelle que soit l'origine de l'eczéma, les soins seront similaires en phyto-aromathérapie. Si l'eczéma est d'origine allergique, il faut dans la mesure du possible essayer de trouver l'agent allergisant, ou les agents, car très souvent on se heurte à des allergies croisées (allergie alimentaire, de contact ou médicamenteuse).

Dans tous les cas, il va falloir drainer l'organisme et pour cela j'aime bien conseiller de faire des cures de 20 jours d'aubier de tilleul sauvage. Cette écorce se prépare en décoction à raison de 40 g pour un litre d'eau bouillante, décoction pendant 15 minutes, puis infusion de 20 minutes, filtrer et boire la tisane ainsi obtenue dans la journée.

En alimentation, éviter les kiwis, bananes, pommes et cacahuètes. Si l'eczéma se situe au niveau du corps, il faut appliquer, tous les soirs après la douche, l'huile corporelle ci-dessous :

Corps

HE géranium	1 ml
HE lavande	1 ml
HE santal	0,5 ml
Huile d'amande douce	|
Huile de germe de blé	| aa qsp 150 ml

L'huile d'amande douce et l'huile de germe de blé riche en vitamine E et en acides gras vont être excellentes pour lutter contre la sécheresse excessive de la peau eczémateuse ; les huiles essentielles, quant à elles, vont éviter une surinfection et calmer l'inflammation cutanée. Si l'eczéma se situe au niveau du visage, appliquer le soir la même préparation mais en moindre quantité :

Visage

HE géranium	0,2 ml
HE lavande	0,2 ml
HE santal	0,1 ml

Huile amande douce	|	
Huile de germe de blé	| aa qsp 30 ml	

FURONCULOSE

Nodules inflammatoires douloureux, dus à une infection par les staphylocoques. Le traitement interne sera à base d'HE origan et de bardane qui sont les deux plantes les plus actives contre le staphylocoque. L'huile essentielle d'origan étant trop forte pour l'avaler pure, je préfère l'associer à la bardane sous forme de gélules composées ainsi :

HE origan	2 gouttes
Poudre de bardane racine	qsp 250 mg

Posologie

Pour un adolescent 2 gélules par jour et pour un adulte 4 gélules par jour.

Traitement à prendre au minimum pendant 20 jours. Penser à faire contrôler la glycémie, car le diabète est un facteur de risque aggravant.

Soin externe

Pour faire mûrir le furoncle, il faut faire le soir un pansement avec une gaze imbibée de la préparation suivante :

HE cannelle	|
HE lavande	| aa 1,5 ml
HE tea-tree	|
HE origan	|
Huile de germe de blé	qsp 60 ml

Posologie

On garde ce pansement toute la nuit et on rince à l'eau tiède le matin. Une fois le furoncle percé, on peut appliquer en onction cette huile les jours suivants pour accélérer la cicatrisation.

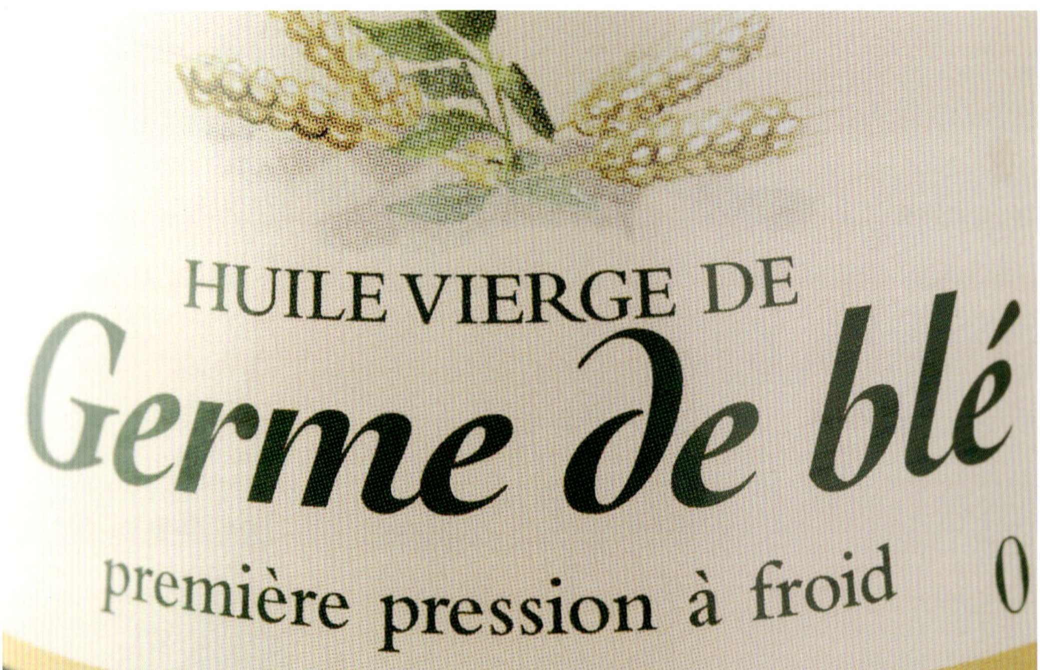

Huile de germe de blé

HERPÈS GÉNITAL

Le traitement interne est le même que pour l'herpès labial. En soin externe, procéder à la toilette intime avec un produit à ph > 7. Se rincer avec une décoction de **son de blé** qui est un excellent adoucissant : mettre une poignée de son dans 1,5 litre d'eau bouillante, laisser bouillir 5 minutes, infuser 30 minutes, filtrer. Utiliser en bains de siège tièdes.

Appliquer sur la lésion un gel cicatrisant, apaisant et antiviral à base de :

HE géranium	0,2 ml
HE lavande	0,2 ml
HE tea-tree	0,3 ml
Gel neutre	50 g

Dans les 2 formes d'herpès, un traitement homéopathique à base de vaccinotoxinum va permettre d'espacer les phénomènes éruptifs.

Posologie

Prendre chaque dimanche 5 granules de *Vaccinotoxinum* en augmentant les dilutions (5, 7, 9, 15 ch), puis on recommence et ce pendant environ 3 mois.

HERPÈS LABIAL

Maladie infectieuse urticante, chronique, récurrente et récidivante, engendrant de petites vésicules transparentes.

Traitement interne

Il faut impérativement stimuler les défenses de l'individu atteint en associant deux plantes à de l'huile essentielle de tea-tree et de cannelle sous forme de gélules :

HE cannelle	2 gouttes
HE tea-tree	2 gouttes
Poudre de lapacho	| aa qsp 250 mg
Poudre d'*Echinacea purpurea*	|
	Pour 1 gélule n° 30

Posologie

Prendre 2 gélules par jour pendant 15 jours. On diminue de moitié les quantités d'huiles essentielles s'il s'agit d'un enfant.

Traitement externe

Localement on peut, si on le supporte, appliquer de l'huile essentielle de tea-tree pure sur le « bouton de fièvre » qui est, en fait, une éruption herpétique. Quand on applique le tea-tree pur, on met une goutte seulement à l'aide d'un coton-tige. Sinon je conseille une solution huileuse à base de :

HE géranium	0,5 ml
HE lavande	0,5 ml
HE tea-tree	1 ml
Huile amande douce	qsp 60 ml

L'huile d'amande douce est extraite des graines (amandes douces) d'un arbre cultivé dans le Sud de l'Europe. C'est un liquide limpide de couleur jaune pâle, à odeur et saveur faibles. Elle a des propriétés adoucissantes et apaisantes.

Elle est souvent utilisée pour le massage des bébés en cas d'érythème. Elle est onctueuse et convient parfaitement ici comme véhicule.

MAUVAISE CICATRISATION

Pour accélérer une cicatrisation difficile, j'aime conseiller une huile régénératrice, anti-rougeurs et favorisant le renouvellement des cellules.

Formule huile cicatrisante

HE oliban	|
HE myrrhe	| aa 0,2 ml
HE palmarosa	|
Huile de rose musquée	qsp 60 ml

Composition

• **HE oliban :** fournie par la distillation de la gomme résine récoltée après incision de l'écorce

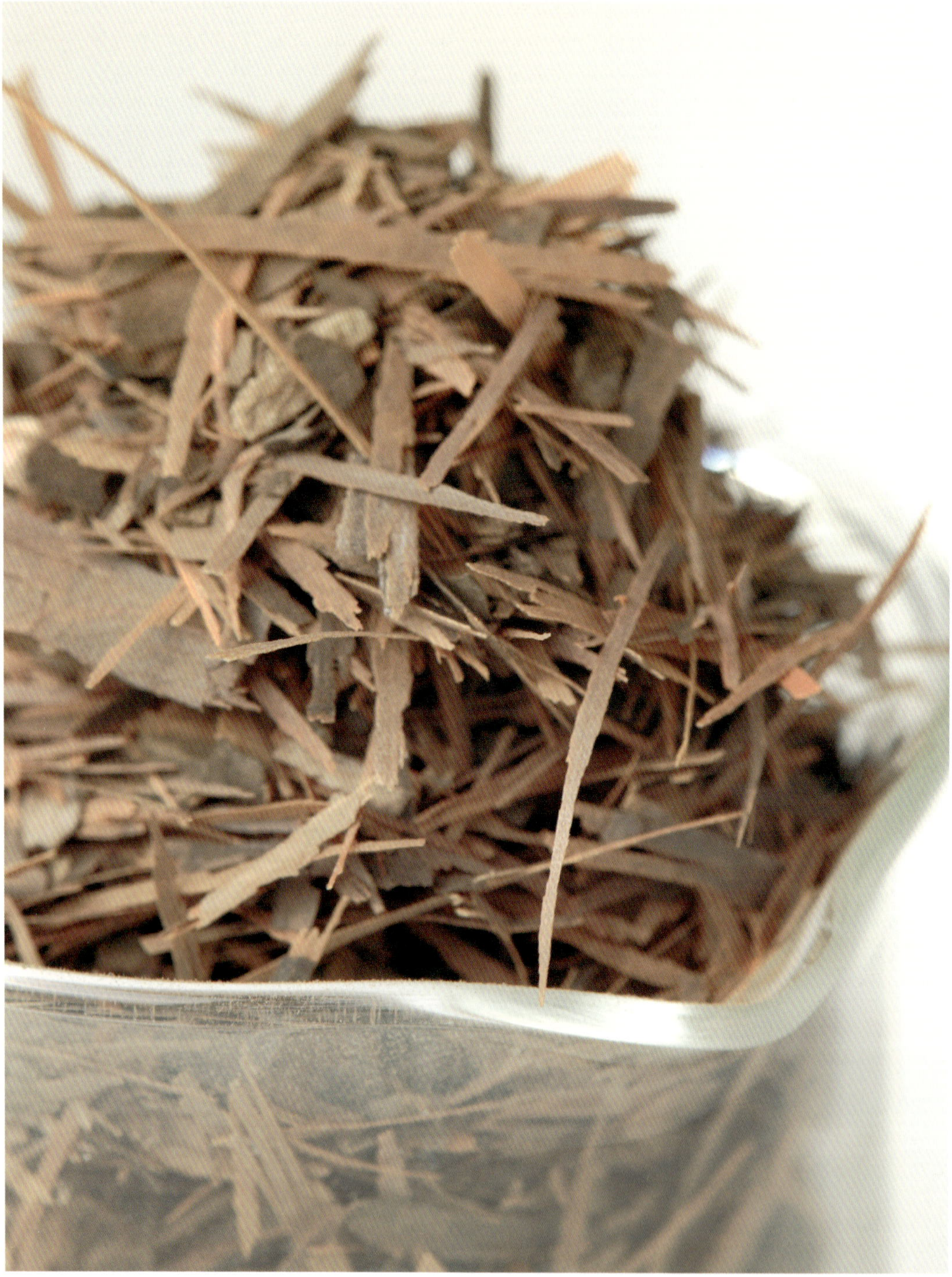

Lapacho

d'un arbuste, *Boswellia carteri*, famille des Burseracées, originaire de Somalie. L'oliban est plus connu sous le nom d'encens. On dit même « encens en larme » car lorsqu'on incise l'écorce, l'arbuste semble pleurer. L'oliban est vénéré depuis plus de 3 000 ans. Les anciens Égyptiens l'utilisaient en cosmétique pour les masques faciaux et les embaumements. Dans de nombreuses cultures, il était brûlé pour apaiser les dieux. Il fut offert en cadeau par les Rois Mages à l'Enfant Jésus. Il est toujours brûlé en offrande pendant les offices catholiques. Cette huile essentielle contient principalement de l'olibanol, du pinène, du myrcène, du camphène. Elle a un arôme chaud, persistant et pénétrant. Elle est fluide et de couleur jaune pâle. Elle agit efficacement sur la peau, grâce à son action tonique et régénératrice.

• **HE myrrhe :** fournie par la distillation de la résine extraite du tronc des tiges et des branches d'un petit arbre nommé *Commiphora myrrha*, famille des Burseracées, originaire de Somalie. Cette huile est de couleur jaune doré, elle est fluide et a un arôme doux et chaud. Elle contient beaucoup de sesquiterpènes de structure particulière comme le furanœudesmadiène, difficile à écrire et encore plus à prononcer ! Ils lui confèrent des propriétés anti-inflammatoires, régénérantes et anti-rides. Comme l'oliban, la myrrhe est aussi citée dans la Bible, offerte par les Rois Mages à l'Enfant Jésus. Les Égyptiens brûlaient chaque jour de la myrrhe lors du culte rendu au dieu soleil. Ils s'en servaient également pour remplir l'estomac des défunts avant de les momifier.

• **Huile végétale de rose musquée :** fournie par expression des semences de *Rosa rubiginosa*, famille des Rosacées (origine Chili). C'est une des huiles les plus riches en acides gras poly-insaturés : 45 % acide linoléique et 35 % acide linolénique. Depuis une vingtaine d'années, des recherches ont été faites sur la capacité de régénérer la peau que possède l'huile de rose musquée du Chili. Elle est en effet très efficace en cas de cicatrice et de brûlure. De couleur jaune pâle, limpide, elle a un toucher peu gras et pénètre très rapidement la peau. Je l'utilise très souvent associée à d'autres huiles pour lutter contre les peaux sèches, les taches et les rides (cf. chap. « Soins de beauté de la peau »).

Posologie

Appliquer cette huile 2 fois par jour sur la cicatrice en faisant pénétrer par un massage bien appuyé.

PETITES COUPURES/PLAIES

Il s'agit ici de désinfecter et d'aider à cicatriser, je le précise, uniquement petites coupures et plaies minimes. J'associe trois huiles essentielles désinfectantes et bactéricides à deux teintures-mères cicatrisantes que sont le calendula (souci) et le symphytum (consoude) dans les proportions suivantes :

HE géranium	1 ml
HE lavande	1 ml
HE tea-tree	1 ml
TM calendula	|
TM symphytum	| aa qs 60 ml

Appliquer cette lotion à l'aide d'une gaze que l'on garde en contact quelques minutes. C'est le genre de préparation à avoir dans sa pharmacie familiale.

PIQÛRES D'INSECTES

Il s'agit principalement de piqûres de moustiques, de guêpes et d'abeilles. La diffusion des huiles essentielles est ici prépondérante afin d'éloigner les insectes du lieu de vie. En diffusion, utiliser les huiles essentielles pures. Le mélange suivant est très efficace et fort agréable à respirer.

HE basilic	|
HE géranium	| aa qsp 15 ml
HE lavande	|
HE lemon-grass	|

Composition

- **Basilic, géranium** et **lavande** ont été citées précédemment.
- **HE lemon-grass :** obtenue par distillation des feuilles du *Cymbopogon citratus* qui se nomme en français citronnelle (à ne pas confondre ni avec la verveine ni avec la mélisse qui ont, elles aussi, un parfum citronné).

Les feuilles de cette haute plante tropicale (famille des Poacées) sont fines, longues, coupantes et pointues. En infusion, le lemon-grass est apprécié pour son goût fort agréable et pour son action stimulante au niveau de la digestion. Son huile de couleur jaune pâle a une odeur citronnée très tenace.

Elle contient alcools (géraniol, nérol) et aldéhydes (citral et citronnellal). Elle est très utilisée dans la médecine indienne pour ses propriétés antiseptiques, bactéricides et insectifuges.

Elle est très appréciée aussi pour parfumer savons, cosmétiques et détergents. Vous pouvez l'utiliser seule pour éloigner les papillons de nuit, et également pour protéger les animaux domestiques des tiques et des mouches (il faut préalablement diluer l'huile essentielle de lemon-grass avant de l'appliquer sur la peau des animaux). Pendant longtemps, l'Inde fut le premier producteur de lemon-grass ; de nos jours ce sont les Antilles et l'Amérique du Sud qui fournissent l'huile essentielle.

En interne

Pour éviter d'être piqué par les moustiques on peut : en homéopathie, prendre 3 granules par jour de *Ledum palustre* en 7 CH pendant toute la période concernée et ce, à titre préventif.

En cas de piqûre, prendre immédiatement une dose d'*apis* en 30 CH, puis 5 granules toutes les heures d'*apis* en 7 CH jusqu'à disparition des symptômes.

Ceci est valable également en cas de piqûres d'abeilles ou de guêpes.

Formule huile anti-moustique

Se protéger les parties du corps soumises à l'exposition en appliquant cette solution huileuse contenant :

HE basilic	0,5 ml
HE géranium	1 ml
HE lavande	1,5 ml
Huile d'amande douce	qsp 60 ml

Pour appliquer sur un enfant, on diminue bien sûr de moitié la quantité d'huiles essentielles. Cette solution peut servir aussi bien à titre préventif que curatif.

En cas de piqûre, maintenir quelques minutes la compresse imbibée de cette solution.

Pour éloigner mouches et araignées il vaut mieux diffuser l'huile essentielle de lemon-grass avec celle de menthe poivrée.

PSORIASIS

Desquamation érythémato-kératosique, récurrente, tenace, atteignant par prédilection certaines aires cutanées telles que coude, genou et lisière du cuir chevelu. De cause inconnue, on s'accorde à dire cependant que le psoriasis survient à la suite d'un choc émotionnel ou chez des personnes très stressées.

En interne

En traitement interne, je préconise 2 huiles essentielles apaisantes à prendre par voie perlinguale :

HE marjolaine	5 ml
HE petit grain	5 ml

Posologie

2 gouttes 3 fois par jour.

En externe

En soin externe il faut alterner deux produits selon que la personne est en période de poussées psoriasiques ou non. Quand la peau est indemne, appliquer sur les zones concernées du beurre de karité pour bien nourrir la peau. (voir *Santé et bien-être par les plantes*).

En cas de poussées appliquer notre soin réparateur et apaisant cutané. Cette huile est composée de :

HE carotte	0,5 ml
HE camomille romaine	0,5 ml
HE géranium	1 ml
HE lavande	1 ml
HE patchouli	1 ml
Huile d'amande douce	|
Huile de germe de blé	| aa qsp 150 ml
Huile d'onagre	|

Composition

• En plus des 4 huiles essentielles déjà étudiées pour leurs vertus cicatrisantes et régénératrices de la peau, j'ajoute ici de l'huile essentielle de carotte et de l'huile d'onagre.

• **HE carotte :** ici cette huile n'est pas là pour traiter une insuffisance hépatique, mais pour aider à une régénération cutanée grâce à ses propriétés adoucissantes et nourrissantes.

• **Huile végétale d'onagre :** fournie par les graines d'une belle plante aux fleurs jaunes appelée « primevère du soir », originaire d'Amérique du Nord. C'est une des huiles les plus riches en acide gamma-linoléique et en oméga 3 que le corps humain ne fabrique pas lui-même. Associée aux deux autres huiles végétales, elle va potentialiser l'action réparatrice cutanée.

TRANSPIRATION EXCESSIVE

Par voie interne, une seule huile essentielle est anti-sudorale : c'est l'huile essentielle de sauge. Elle est très efficace pour freiner la transpiration en général et plus particulièrement les sueurs nocturnes chez la femme en période de ménopause. Elle peut se prendre pure, en perlingual, à raison de 2 gouttes 3 fois par jour ou sous forme de gélules (2 gouttes par gélule, 3 gélules par jour). Cette huile agit sur les glandes sudoripares pour diminuer la production de sueur.

IMPORTANT

Malheureusement elle comporte des contre-indications formelles notamment :
— chez la femme enceinte, les enfants de moins de 12 ans,
— en cas de cancers hormono-dépendants,
— en cas de mastose,
— en cas d'hypertension artérielle.
L'utilisation, quand elle est possible, doit être de courte durée.

En soin externe

Pour aider efficacement à lutter contre ce problème, je conseille une solution alcoolisée préparée avec :

HE citron	2 ml
HE lavande	2 ml
HE palmarosa	2 ml
HE sauge	2 ml
TM sauge sclarée	50 ml
Alcool 90°	qsp 150 ml

Se frictionner mains, pieds et aisselles, matin et soir, après la toilette.

VARICELLE

Maladie infantile bénigne mais très contagieuse due à un virus (alpha herpès) qui est le même que celui du zona. Après 14 jours d'incubation apparaissent les vésicules typiques très prurigineuses. L'important est que l'enfant ne gratte pas ses lésions. Pour cela, je conseille de faire une décoction de son que l'on ajoute à l'eau du bain. Bien sécher les lésions et appliquer une préparation huileuse à base de :

HE géranium	|
HE lavande	| aa 0,2 ml
HE sauge	|
Huile d'amande douce	qsp 60 ml

Si l'enfant accepte de boire des infusions, lui préparer deux fois par jour une tisane de :

Fleurs de bourrache	30 g
Fleurs de lavande	30 g
Fleurs de sureau	40 g

Posologie

1 cuillerée à soupe par tasse à thé d'eau bouillante, laisser infuser 10 minutes, filtrer, faire boire la tisane chaude et sucrée avec du miel. Elle apaise fièvre et rougeurs et complète bien le traitement local de la varicelle.

VERGETURES

Atrophies cutanées de forme généralement allongée, d'abord rouge vineux puis blanches et nacrées. Elles sont dues à la disparition partielle du réseau élastique de la peau.

Formule

HE romarin	2 ml
HE géranium	2 ml
TM alchemilla	10 ml
TM equisetum	10 ml
TM morus nigra	10 ml
Huile de bellis	20 ml
Huile de pépins de raisin	aa qsp 150 ml
Labrafil	

Posologie

À appliquer sur la poitrine et le ventre. Pour essayer de ne pas avoir de vergetures, il faut éviter de faire le yo-yo entre prise de poids et amaigrissement. Cette huile peut s'appliquer très tôt au cours de la grossesse afin de prévenir l'apparition de vergetures.

Composition

- Les 3 teintures-mères (**alchemille, prêle** et **mûrier**) apportent tanins et silice pour renforcer l'élasticité du tissu cutané.
- **L'huile de bellis** est préparée par macération des fleurs de pâquerettes dans de l'huile de tournesol. La pâquerette est une charmante plante vivace aux petites fleurs de couleur jaune et blanche, symbole d'innocence. L'huile de bellis est adoucissante et régénérante pour les peaux fatiguées. On dit depuis longtemps que son utilisation pourrait ralentir le développement des tumeurs du sein (des recherches sont en cours pour confirmer cette propriété). Ce qui est certain, c'est que cette huile convient bien à l'épiderme des seins, si fin et si fragile. Appliquer cette huile anti-vergetures très régulièrement (surtout en cas de grossesse) sur poitrine, ventre et cuisses en faisant bien pénétrer par un massage prolongé.

VERRUES

Reprendre la rubrique verrues dans mon livre *Santé et bien-être par les plantes*. Je conseille une préparation à appliquer sur les verrues, à base de teinture-mère de chélidoine et de teinture-mère de thuya. Cette préparation est très efficace contre les verrues plantaires. Pour les autres verrues, on peut alterner avec l'HE de tea-tree à appliquer pure sur la verrue (1 goutte à renouveler tous les soirs jusqu'à disparition de la verrue). Adjoindre le traitement homéopathique que je préconise en phytothérapie ainsi que du magnésium (les verrues résultent souvent d'une carence magnésienne).

ZONA

Manifestation cutanée neurotrope unilatérale (les vésicules suivent la racine dorsale du nerf sur la moitié du corps). Elle est très douloureuse et souvent tenace. Les personnes ayant été atteintes d'un zona se plaignent de douleurs résiduelles souvent pendant de longs mois après l'éruption.

Il est vrai qu'il est important que le diagnostic du zona soit établi rapidement, ainsi on peut éviter

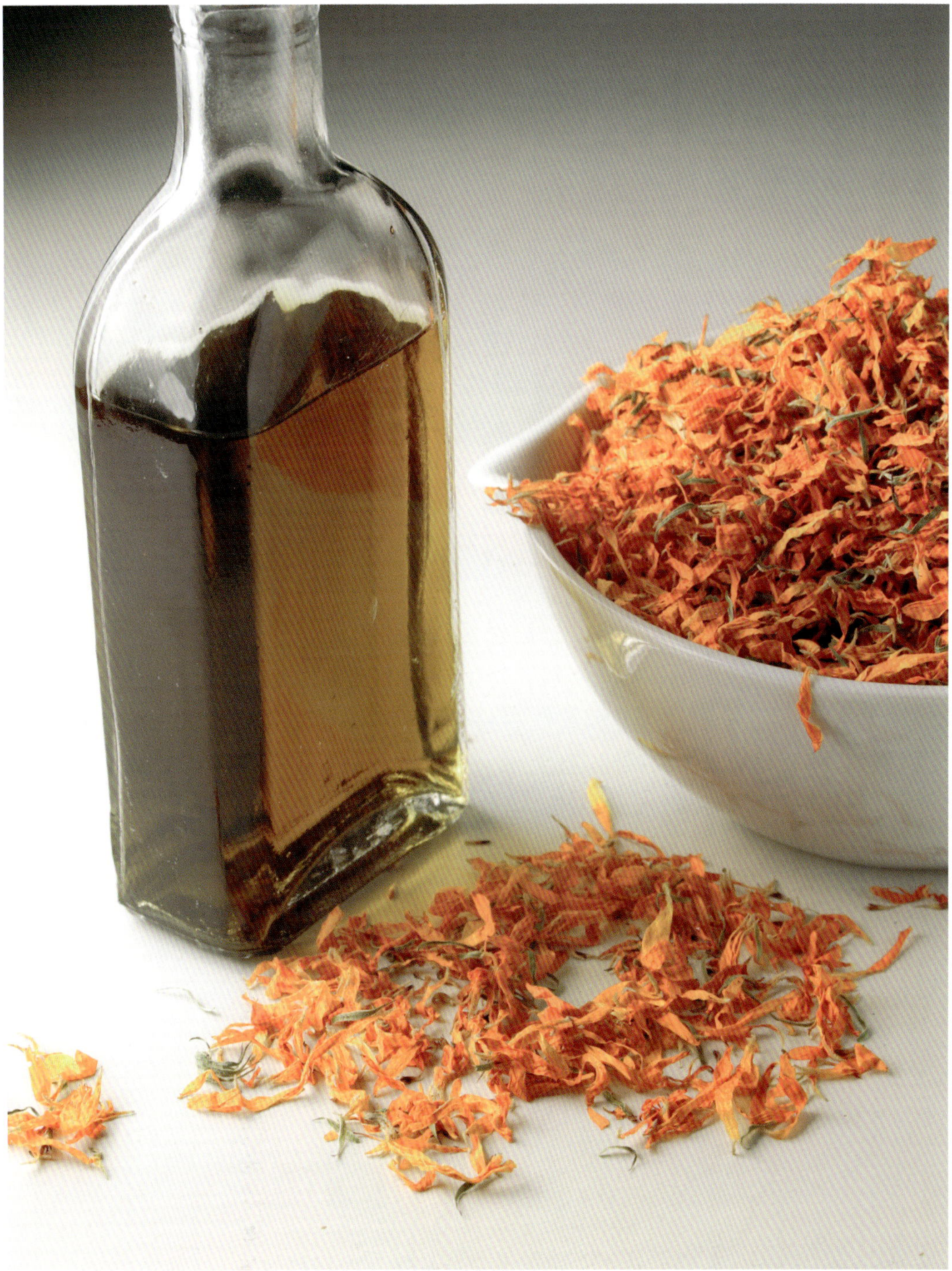

Huile végétale de calendula

cette rémanence douloureuse. L'efficacité de la préparation à base d'huiles essentielles est encore plus forte si l'on traite dans les quarante-huit heures.

En externe

Elle se compose ainsi :

HE cyprès	
HE géranium	
HE lavande	
HE palmarosa	aa 1,5 ml
HE romarin à camphène	
HE sauge	
HE thym rouge à thymol	
Huile de pépins de raisin	qsp 60 ml

La concentration en huiles essentielles est ici importante pour pouvoir atténuer démangeaisons et douleurs. Il est à noter que le zona est une récidive de la varicelle mais qu'elle survient souvent à un âge adulte avancé !

En interne

J'aime bien conseiller des gouttes anti-fatigue et stimulantes des défenses. Elles se composent de :

HE cannelle	
HE citron	aa 1 ml
HE romarin à verbénone	
Ribes nigrum BMG 1D	qsp 60 ml

Les trois huiles essentielles ont un effet tonique sur l'état général et sont antivirales, les bourgeons de cassis sont là pour renforcer le système immunitaire.

Posologie

Prendre 30 gouttes dans un peu d'eau deux fois par jour avant les repas. Pour atténuer les douleurs résiduelles, il faut faire un apport de vitamines B en prenant de la levure de bière officinale soit sous forme de poudre (1 cuillerée à café par jour) ou sous forme de gélules (3 gélules par jour).

En homéopathie, 3 granules deux fois par jour d'*Hypericum perforatum* en 7 CH donnera également de bons résultats. L'*Hypericum perforatum* n'est autre que le millepertuis bien connu en phytothérapie pour son action anti-stress.

Soins de beauté

LA PEAU

HUILE BRONZANTE

Cette huile ne peut être utilisée que pour les peaux mates car elle a un très faible indice de protection. Elle est composée de :

HE bergamote sans bergaptène	0,5 ml
Huile végétale de carotte	qsp 60 ml

Je tiens à préciser que l'huile essentielle de bergamote est sans bergaptène, ce qui permet de l'utiliser sans risque de tache en s'exposant au soleil.

Composition

• L'huile essentielle de **bergamote** est fournie par expression des zestes du *Citrus auranthium* var. *bergamia*, famille des Rutacées, originaire d'Italie. Le bergamotier est un petit arbre qui doit son nom à la ville de Bergame en Lombardie où il était cultivé à l'origine.

La légende veut que ce soit Christophe Colomb qui le rapporte des îles Canaries. C'est une huile essentielle limpide de couleur vert jaune à odeur caractéristique douce et citronnée mais avec en fond des notes de lavande. Elle contient du linalol, du limonène et de l'acétate de linalyle.

Elle est antispasmodique et calmante par voie interne ainsi qu'en diffusion. La bergamote sert à parfumer le thé « earl Grey » et entre dans la composition de la fameuse « eau de Cologne ».

SOIN ANTI-ÂGE & ANTI-RIDES

Ce soin est à faire en cures de 30 jours, le soir, 4 fois par an, à partir de la quarantaine.

En interne

Absorber 1 cuillerée à café des 3 huiles nourrissantes selon la formule citée à la rubrique peau sèche : bourrache, onagre et germe de blé.

Pour lutter contre les radicaux libres responsables du vieillissement, il faut associer à ces 3 huiles riches en acides gras essentiels et vitamine E des plantes telles que le ginkgo biloba et le thé vert, des légumes tels que carotte et tomate, tous quatre riches en molécules anti-oxydantes.

Formule huile anti-âge (usage externe)

HE bois de rose	0,2 ml
HE camomille romaine	0,2 ml
HE géranium	0, 2 ml
HE santal	0,2 ml
Huile de rose musquée	aa qsp 60 ml
Huile d'argan	

Cette huile est très agréable à utiliser grâce à son parfum et son toucher très fluide. Grâce à l'huile d'argan, elle est anti-oxydante et anti-radicalaire et grâce à l'huile de rose musquée, elle est lissante et restructurante.

SOIN ANTI-TACHES

ATTENTION

Utiliser ce soin uniquement le soir car il ne faut absolument pas s'exposer au soleil une fois qu'on l'a appliqué.

Formule huile anti-taches

HE citron	0,2 ml
HE pamplemousse	0,2 ml
HE géranium	0,2 ml
Huile de rose musquée	qsp 60 ml

Les huiles essentielles de citron et de pamplemousse vont aider au renouvellement des cellules par effet gommant, l'huile essentielle de géranium et l'huile de rose musquée éclaircissent la peau et atténuent les taches brunes.

SOIN BONNE MINE

À appliquer le matin pour nourrir la peau tout en la teintant de façon naturelle :

Formule huile bonne mine

HE orange douce	0,1 ml
Huile végétale de carotte	| aa qsp 60 ml
Huile de noyau d'abricot	|

Composition

• **L'huile végétale de carotte** est préparée par macération de carottes fraîches dans de l'huile de maïs. Il en résulte une belle couleur orangée à odeur et saveur caractéristiques compensée par l'agréable et tonique arôme de l'huile essentielle d'orange. L'huile végétale de carotte est riche en betacarotène ou provitamine A.

• **L'huile de noyau d'abricot** est obtenue par expression des amandes du *Prunus armeniaca*, famille des Rosacées. C'est un liquide jaune clair limpide à odeur faible d'amande amère. Elle contient principalement de l'acide oléique et linoléique. C'est une excellente huile de beauté qui peut servir de base à beaucoup de soins du visage car elle a un toucher peu gras et de ce fait elle pénètre rapidement et nourrit bien la peau.

SOIN DES PEAUX NORMALES & MIXTES À TENDANCE GRASSE

Pour essayer de freiner l'excès de séborrhée par voie interne, il faut faire des cures de bardane et de pensée sauvage qui sont deux excellentes plantes dépuratives et régulatrices de la sécrétion de sébum. À prendre à raison de 2 tasses par jour en infusion.

Bardane (racine) : 1 cuillerée à café par tasse à thé. Bouillir 1 minute.

Pensées sauvages (fleurs) : 1 cuillerée à café par tasse à thé d'eau bouillante. Infuser 10 minutes, filtrer. Deux tasses par jour.

Huile équilibrante peaux mixtes
Soin externe

En soin quotidien, après nettoyage du visage avec un démaquillant doux, appliquer le soir une huile non grasse équilibrante et assainissante composée selon la formule :

HE citron	0,2 ml
HE lavande	0,2 ml
HE pamplemousse	0,2 ml
Huile de noisettes	| aa qsp 60 ml
Huile de jojoba	|

Composition

• **Citron, lavande** et **pamplemousse** sont présents pour assainir, désinfecter et tonifier la peau.

• **L'huile de noisettes**, déjà vue dans le traitement de l'acné, est l'huile idéale pour les peaux mixtes à tendance grasse. J'aime y associer de l'huile de jojoba qui, elle aussi, a un toucher très délicat et ne « graisse pas ».

• **Huile de jojoba :** obtenue par expression des graines de *Simmondsia sinensis*, famille des Buxacées (origine Mexique). Le jojoba est un buisson du désert à petites feuilles dures et à fleurs jaunes donnant des graines dures, comestibles, riches en une huile exceptionnellement stable. Elle est limpide et de couleur jaune vif. Elle a la propriété d'être peu sensible à l'oxydation et au rancissement, ce qui explique qu'elle est recherchée pour la fabrication de cosmétiques et de shampooings. En cas de petites imperfections momentanées de la peau, on peut après nettoyage, tapoter les boutons avec notre « vinaigre de lavande » cité dans la rubrique acné. C'est une lotion assainissante, astringente, pratique pour resserrer les pores et éviter une surinfection des petits boutons.

Pour parfaire le nettoyage de la peau, il faut pratiquer régulièrement un sauna facial suivi d'un masque (à faire au moins deux fois par mois).

Sauna facial

Faire bouillir un demi-litre d'eau, ajouter 1 cuillerée à soupe de teinture de benjoin dans laquelle vous aurez mis à dissoudre 10 gouttes d'huile essentielle de romarin et 10 gouttes d'huile essentielle de citron. Restez au-dessus des vapeurs une bonne dizaine de minutes. Essuyez le visage. Procédez au nettoyage de la peau (extraction des points noirs s'il y en a).

Composition

Le **benjoin** est une résine aromatique obtenue en incisant le tronc d'un arbre : le styrax benjoin, famille des Styracacées, originaire du Laos. Il se présente sous forme de morceaux brun clair que l'on met à dissoudre dans de l'alcool à 80° afin d'obtenir la teinture de benjoin.

C'est un liquide brun clair à brun rouge dégageant une odeur vanillée contenant principalement acide benzoïque, cinnamique et vanilline, ce qui explique son arôme fort agréable. La teinture de benjoin donne au contact de l'eau un précipité blanc caractéristique qui entre dans la préparation du lait virginal.

Le benjoin est très utilisé pour être brûlé avec l'encens et la myrrhe, comme fixatif en parfumerie, comme cicatrisant dans les crevasses du sein, et ici comme antiseptique cutané.

Masque peaux à tendance grasse

Ici l'argile sera verte et non plus blanche comme pour les peaux sèches. Pour préparer le masque, je conseille de procéder ainsi :

10 gouttes d'huile essentielle de citron
10 gouttes d'huile essentielle de pamplemousse
10 gouttes d'huile essentielle de romarin
1 cuillerée à soupe d'huile de noyaux d'abricot
Environ 2 cuillerées à soupe d'argile verte en poudre plus eau jusqu'à obtention d'une pâte facile à étaler sur le visage.

Garder le masque 15 minutes Rincer à l'eau tiède. Sécher le visage. Appliquer l'huile de soin.

SOINS DES PEAUX SÈCHES

Je crois que dans la journée, au comptoir de mon officine, je répète les mêmes conseils plusieurs fois par jour à de nombreuses femmes, jeunes et moins jeunes, qui se plaignent de sécheresse de la peau.

IMPORTANT

Il faut :
— boire beaucoup, eau et tisane drainante (1 litre à 1,5 litre par jour),
— éviter les expositions prolongées au soleil même avec une bonne protection,
— ne pas fumer : le tabac est mauvais pour la peau en général,
— apporter des acides gras essentiels par voie interne car l'organisme ne les fabrique pas et y ajouter de la vitamine E naturelle grâce à l'huile de germe de blé,
— ne pas abuser de laxatifs forts qui font éliminer beaucoup d'oligo-éléments et de minéraux.

Usage interne

Faire des cures de 15 jours renouvelables avec le mélange suivant :

Huile végétale de bourrache	15 ml
Huile végétale d'onagre	15 ml
Huile végétale de germe de blé	30 ml

Posologie

Avaler 1 cuillerée à café par jour le matin au petit déjeuner.

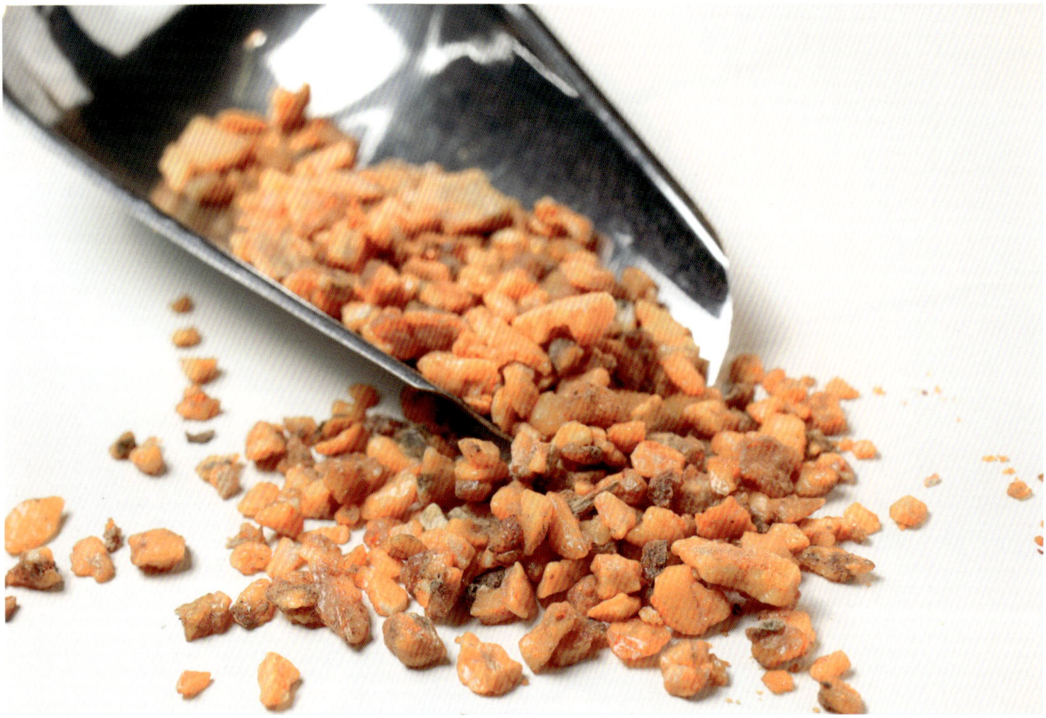

Benjoin

L'huile de bourrache est fournie par expression des graines mûres de borrago officinalis, famille des Borraginacées. La bourrache est une petite plante aux feuilles ovales sur des tiges velues et aux fleurs bleues à étamines noires. Originaire de Syrie, elle est cultivée aujourd'hui dans de nombreux pays. Cette huile végétale a un prix relativement élevé car la récolte des graines est difficile et son rendement d'extraction est faible. C'est une huile de couleur jaune clair, inodore et sans saveur. Elle est utilisée pour régénérer la peau grâce à sa teneur en acides gras poly-insaturés.

Formule huile nourrissante peau sèche (soin hydratant peau sèche)

Le soir sur le visage démaquillé, appliquer l'huile nourrissante suivante :

HE carotte	|
HE géranium	| aa 0,3 ml
HE ylang-ylang	|
Huile d'amande douce	20 ml
Huile de bourrache	10 ml
Huile de germe de blé	qsp 60 ml

Composition

• **L'HE carotte** a déjà été étudiée précédemment mais pour son action hépato-biliaire ; ici, de par sa richesse en carotol elle est remarquable pour revitaliser l'épiderme.

• Les autres huiles végétales et essentielles sont déjà citées dans des rubriques précédentes. Elles sont là pour agir en synergie afin de nourrir au mieux une peau desséchée.

Masque adoucissant peau sèche

Une fois par semaine, préparer un masque avec :

1 cuillerée à café d'huile d'onagre
5 gouttes d'huile essentielle de bois de rose
5 gouttes d'huile essentielle de géranium
5 gouttes de patchouli
Environ 2 cuillerées à soupe d'argile blanche en poudre plus un peu d'eau en quantité suffisante pour obtenir une pâte facile à étaler sur le visage

Posologie

Une fois étalé sur visage et cou, garder le masque une vingtaine de minutes puis rincer à l'eau tiède.

Composition

HE bois de rose : fournie par le cœur du bois d'un grand arbre de la forêt amazonienne (Brésil) qui s'appelle *Aniba rosaeodora*, famille des Lauracées.

Le bois de rose est plus connu pour son utilisation en parfumerie et en ébénisterie comme bois précieux.

Les Indiens d'Amazonie s'en servent depuis toujours pour soigner blessures et affections cutanées. Malgré son nom, cette huile essentielle n'a rien à voir avec l'huile essentielle de rose. Elle est jaune pâle et a une odeur douce, chaude et épicée.

Elle est très riche en linalol. C'est une bonne huile essentielle pour soigner et nourrir une peau sèche. Elle est excellente également pour les drainages lymphatiques.

Sauna facial

Pour parfaire le nettoyage d'une peau sèche on peut faire, une fois par mois, un sauna facial avec une décoction de fleurs de mauve, souci et camomille dans lequel on ajoute 5 gouttes d'huile essentielle de camomille romaine et 5 gouttes d'huile essentielle de bois de rose préalablement diluées dans un peu d'alcool à 90°.

Rester au-dessus des vapeurs une quinzaine de minutes. Bien sécher le visage et appliquer l'huile nourrissante.

SOIN DU BUSTE

Huile tonifiante pour les seins

Cette huile agréable est à appliquer le soir, sur la poitrine, en massages circulaires de façon à nourrir et à tonifier l'épiderme si fragile des seins.

Elle se compose de :

HE carotte	0,1 ml
HE géranium	0,2 ml
HE romarin	0,1 ml
HE ylang-ylang	0,2 ml
Huile de bellis (pâquerette)	| aa qsp 60 ml
Huile de noyau d'abricot	|

Ces quatre huiles essentielles agissent en synergie pour améliorer la tonicité musculaire, les huiles de pâquerette et de noyau d'abricot vont faciliter le passage des huiles essentielles tout en nourrissant l'épiderme.

SOIN DU CORPS

Huile nourrissante corporelle

L'huile nourrissante pour le corps que je préconise est faite de trois huiles végétales à parties égales :

Huile d'amande douce	|
Huile de germe de blé	| aa qsp 150 ml
Huile de sésame	|

à laquelle je donne :

— une note parfumée d'agrumes avec 1 ml d'huiles essentielles de citron et de verveine,

— une note parfumée fleurie avec 1 ml d'huiles essentielles de géranium, rose reconstituée et violette reconstituée.

Composition

• Huiles d'amande douce et de germe de blé ont déjà été étudiées.

• L'huile de sésame est obtenue par expression des graines mûres de *Sesamum indicum*. Le **sésame** est une plante herbacée originaire des

Indes et que l'on retrouve beaucoup au Moyen-Orient et dans les pays du Maghreb. Les graines sont nourrissantes car elles contiennent 20 % de protides et 50 % d'huile. Cette huile limpide, jaune très clair, est riche en acides oléique et linoléique.

En Chine, elle sert d'huile de cuisson. Elle se marie aux deux autres huiles pour lutter contre la sécheresse corporelle. On peut, bien sûr, parfumer cette huile corporelle selon l'envie de chacun, mais je dois reconnaître que les deux notes que j'ai choisies plaisent beaucoup. La note « agrumes » avec citron, et verveine.

• **Citron** et **verveine** déjà citées.

• Ici sur les 3 huiles essentielles, seule celle de **géranium** est naturelle et obtenue par distillation. Celles de **rose** et de **violette** sont reconstituées, c'est-à-dire que l'on a reproduit chimiquement la molécule responsable de l'arôme. L'huile essentielle de rose véritable est une pure merveille mais son coût est tel qu'elle peut difficilement être utilisée en grande quantité. Il en est de même pour l'huile essentielle de violette. Il est évident qu'ici le plaisir olfactif prime sur l'efficacité puisqu'aucune action thérapeutique n'est demandée. En aromathérapie, seules les huiles essentielles naturelles sont valables pour obtenir un effet thérapeutique.

On peut donc avoir recours quelquefois à ce type d'huiles uniquement dans le but de parfumer et non de soigner mais on se doit de le signaler de façon à ne pas créer de fausses notions de coût pour l'utilisateur.

Par exemple, il existe une huile essentielle de néroli reconstituée très abordable et que l'on peut très bien utilisée en pâtisserie mais qui n'aura absolument pas l'action apaisante et sédative de l'huile essentielle de néroli véritable, obtenue par distillation des fleurs d'oranger bigaradier.

Il faut toujours bien questionner la personne pour savoir ce quelle veut avoir comme effet ou tout simplement pour quel usage elle souhaite telle ou telle huile essentielle, et ceci pour éviter toute confusion.

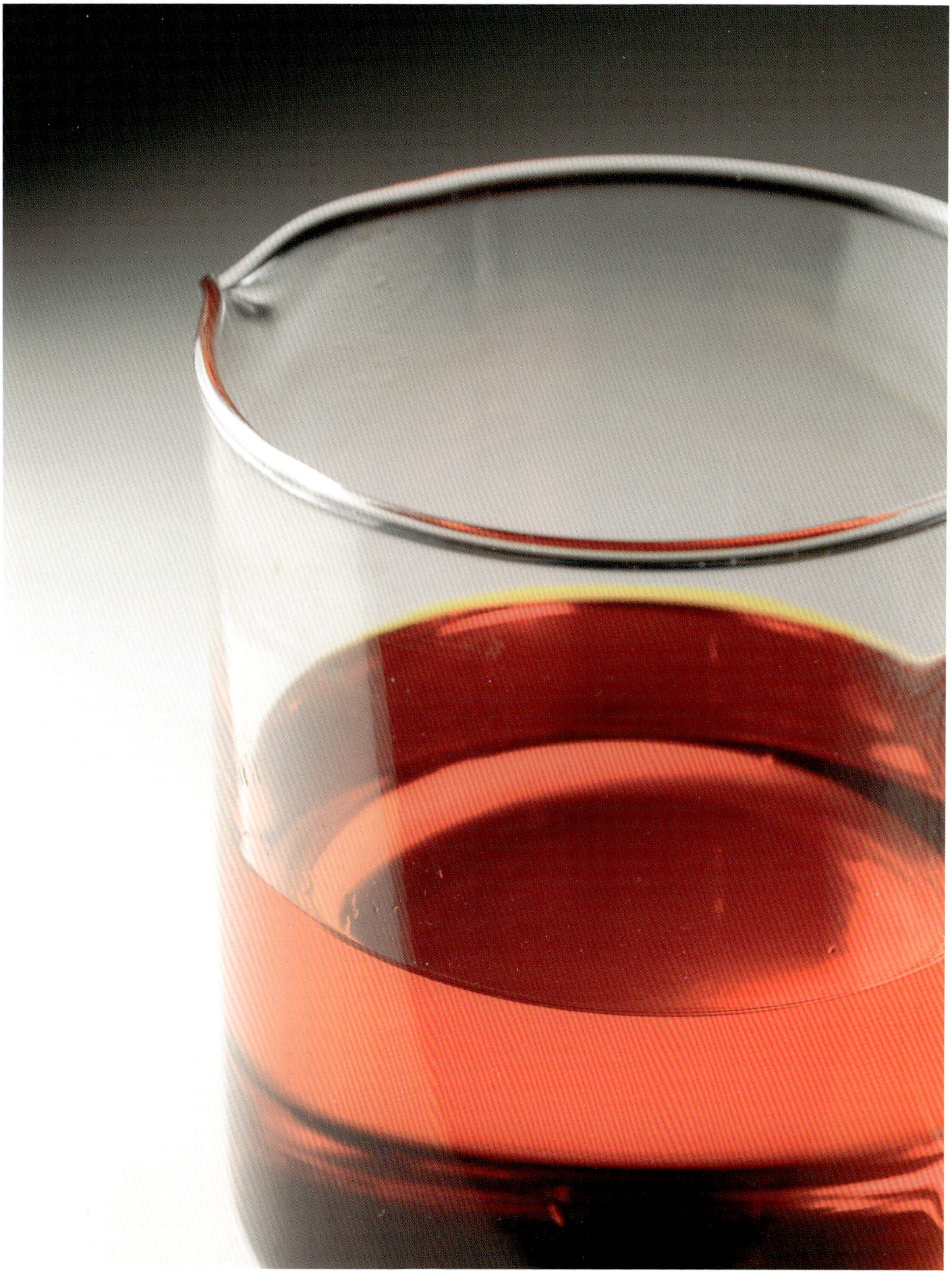

Huile végétale de carotte

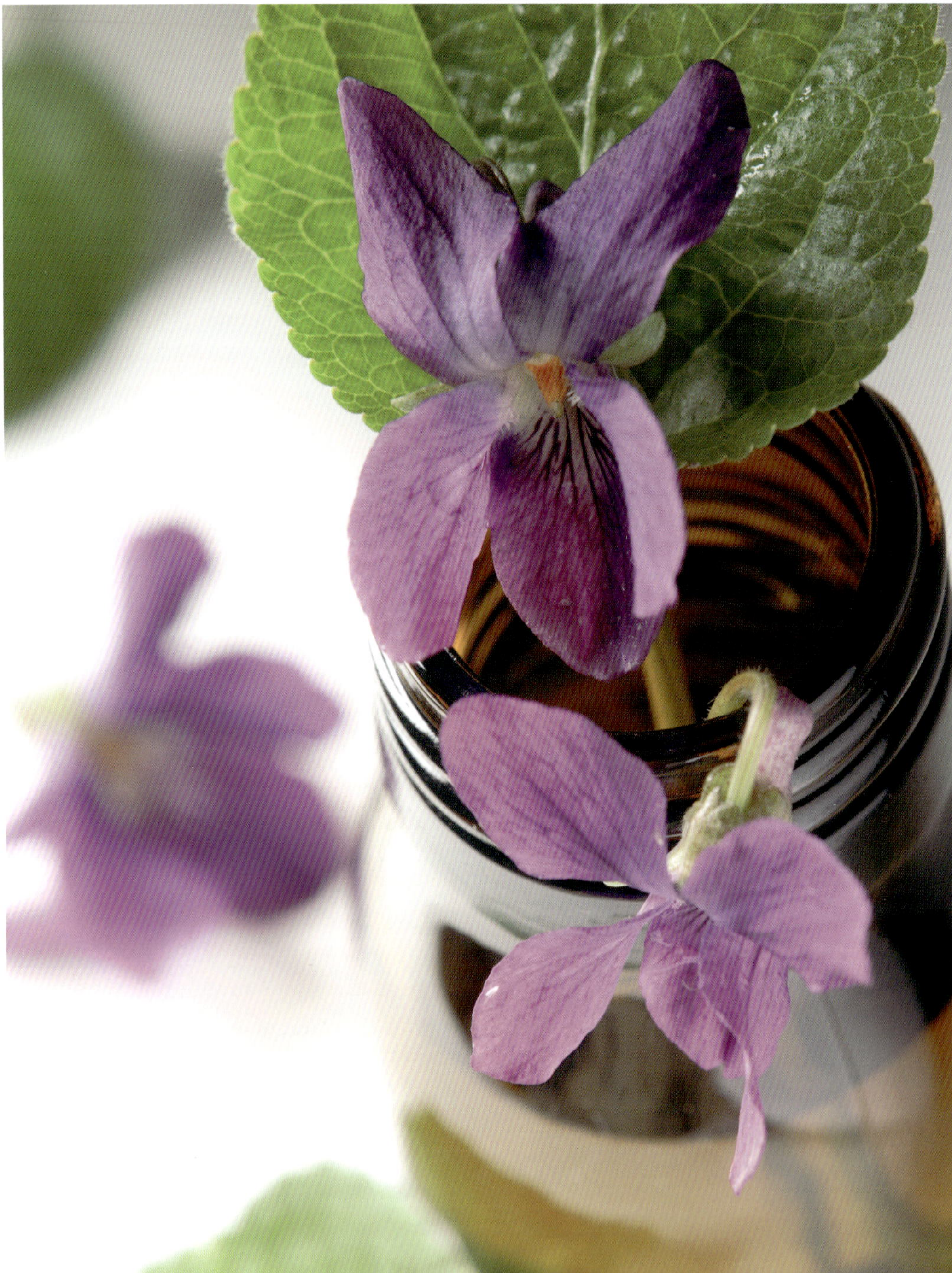

Huile essentielle de violette

Soins de beauté

LES CHEVEUX

J'insiste sur le fait que pour avoir une belle chevelure saine, il faut absolument faire un **traitement interne et externe**. Un shampooing pour seul traitement s'avérera presque toujours insuffisant.

Usage interne

En interne, depuis de nombreuses années, je conseille de prendre des gélules préparées avec la composition suivante :

Poudre de germe de blé
Poudre de levure de bière
Poudre de pollen
Poudre de prêle
aa qsp 1 gélule dosée a 300 mg

Il s'agit de nos gélules « beauté peau et cheveu ».

Posologie

Prendre 3 gélules le matin au petit déjeuner. Faire des cures continues de 3 mois. Ce cocktail de poudres va apporter vitamines, acides aminés et minéraux nécessaires pour avoir peau, ongles et cheveux en grande forme. Ces gélules sont à prendre en cas de chute de cheveux, pour stimuler la repousse, ou tout simplement pour leur donner du tonus. Il est également important de bien drainer les voies hépato-biliaires, en faisant des cures d'aubier de tilleul, ou de radis noir et d'artichaut.

DÉMANGEAISONS/ PSORIASIS DU CUIR CHEVELU

Le traitement interne va, une fois de plus, consister à faire un bon drainage hépatique d'une part et à dépurer l'organisme d'autre part (cf. chap. « Psoriasis » dans mon livre *Santé et bien-être par les plantes*).

Prendre 3 gélules par jour des gélules pour la beauté de la peau et des cheveux.

En soin externe appliquer, une demi-heure avant le shampooing, la préparation suivante :

Formule huile capillaire apaisante

HE camomille romaine	0,5 ml
HE géranium	0,5 ml
HE lavande	1 ml
HE patchouli	0,5 ml
HE origan	0,5 ml
HE tea-tree	0,5 ml
Huile de cade	3 ml
Huile de macadamia	aa qsp 125 ml
Huile de calendula	

Posologie

La fréquence d'utilisation va dépendre des périodes de crise et de l'état du cuir chevelu, mais pour démarrer un traitement, il vaut toujours mieux appliquer le produit au moins une fois par semaine pendant 5 a 6 semaines, puis espacer tous les 15 jours pour finalement en arriver à une fois par mois.

Composition

• **Huile de cade :** obtenue par la distillation du bois du genévrier cadier *Juniperus oxycedrus*, arbre de petite taille qui croît dans le Midi de l'Europe. L'huile obtenue est épaisse, de couleur noirâtre et a une odeur très particulière de goudron : on l'appelle aussi goudron de cade. Depuis toujours l'huile de cade est recommandée dans les états psoriasiques.

• Les huiles essentielles de **camomille, géranium, lavande, patchouli** vont apaiser les

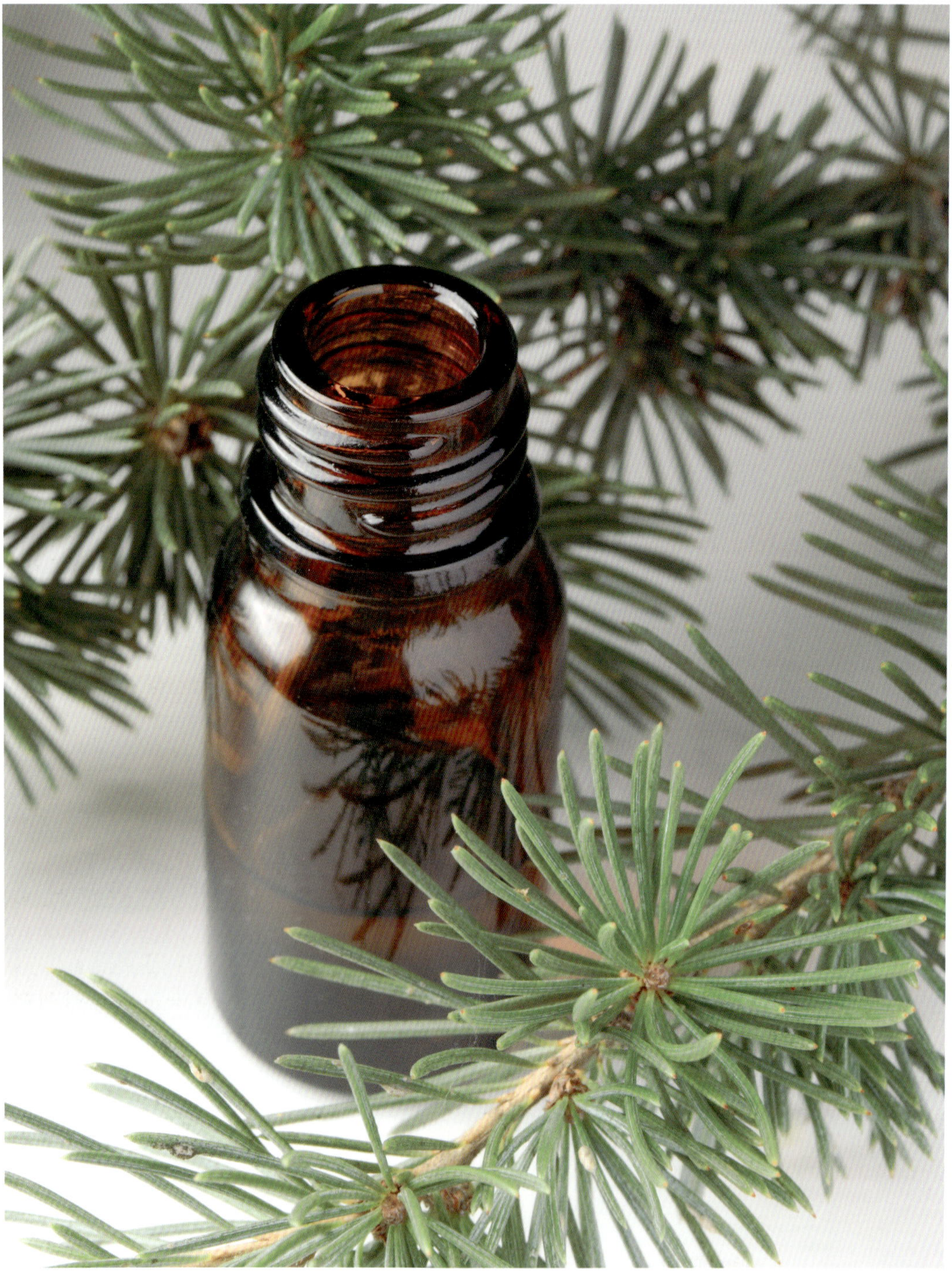

Huile essentielle de cèdre

démangeaisons, celles d'origan et de tea-tree vont assainir le cuir chevelu et éviter toute surinfection par grattage. Il m'a souvent été demandé une **préparation non huileuse** plus facile à utiliser, c'est pourquoi j'ai réalisé cette lotion capillaire apaisante. En effet, cette lotion s'applique en frictions du cuir chevelu à repartir sur les zones irritées. Elle se compose ainsi :

HE lavande	2 ml
HE patchouli	2 ml
HE camomille	0,5 ml
TM calendula	30 ml
Alcool à 30°	qsp 125 ml

SOIN ANTI-CHUTE

Le traitement interne est celui cité précédemment.

Formule lotion capillaire anti-chute (préparation pour traitement externe)

HE cèdre	1 ml
HE genièvre	1 ml
HE lavande	1 ml
HE romarin	1 ml
HE sauge	1 ml
HE ylang-ylang	1 ml
TM ortie piquante	30 ml
Alcool à 60°	qsp 125 ml

Posologie

À faire en frictions tous les jours si la chute est importante ; ce sont plutôt les hommes qui appliquent ce mode d'emploi car il est plus aisé pour eux que pour une femme du fait de la coiffure.

Pour elles, je conseille plutôt une application une heure avant le shampooing en pratiquant un massage du cuir chevelu, à faire une à deux fois par semaine selon l'importance de la chute.

Composition

• Toutes les huiles essentielles ont été présentées sauf HE cèdre.

• **HE cèdre :** fournie par distillation du bois de *Cedrus atlantica* ou cèdre de l'Atlas, famille des Pinacées. Le cèdre de l'Atlas est un arbre majestueux qui peut atteindre 50 m de haut. Son bois est très parfumé en raison de la grande quantité d'huile essentielle qu'il contient. L'huile essentielle de cèdre provient principalement du Maroc. Jadis l'huile était exportée du Liban vers l'ancienne Égypte où le bois était jugé imputrescible et servait dans la préparation des embaumements et des parfums.

De nos jours, l'huile essentielle de cèdre de l'Atlas est utilisée comme arôme et fixateur dans les cosmétiques et les parfums masculins. L'huile est de couleur rouge orange, elle a un arôme marqué rappelant un peu l'odeur de térébenthine.

Elle contient des sesquiterpènes (himachalènes). Elle est connue pour stimuler la pousse des cheveux et donc lutter contre l'alopécie. L'association de ces huiles essentielles avec la teinture-mère d'ortie piquante va freiner la chute des cheveux tout en favorisant leur repousse.

SOIN ANTIPELLICULAIRE (cheveux secs)

En interne, faire un apport d'acides gras essentiels et de vitamines comme dans le traitement pour aider les peaux sèches.

En externe, on va retrouver la capucine associée à des huiles essentielles équilibrantes et apaisantes du cuir chevelu.

Formule huile antipelliculaire cheveux secs

HE cèdre	1 ml
HE géranium	1 ml
HE lavande	1 ml
HE santal	0,5 ml
HE ylang ylang	0,5 ml
TM capucine	30 ml
Huile de macadamia	qsp 125 ml

Posologie

Cette solution huileuse s'applique sur le cuir chevelu, en massant bien du bout des doigts ; on la laisse agir une bonne demi-heure puis on pratique un shampooing doux, de préférence à base d'huile de macadamia.

Ce soin est à faire une fois par semaine jusqu'à disparition des pellicules.

SOIN ANTIPELLICULAIRE (cuir chevelu gras)

Le traitement interne va bien évidemment être le même que celui pour les cheveux gras.

En externe la solution sera faite d'huiles essentielles et de teinture-mère de capucine.

Formule lotion antipelliculaire cheveux gras

HE citron	1 ml
HE genièvre	1 ml
HE lavande	1 ml
HE romarin	1 ml
HE sauge	1 ml
TM capucine	30 ml
Alcool à 60°	qsp 125 ml

Composition

• Ces 6 plantes vont agir en synergie pour à la fois assainir le cuir chevelu et réguler l'excès de sébum afin d'éviter la prolifération des pellicules.

• **TM capucine :** préparée par macération des sommités fleuries du *Tropeolum majus*. La capucine est une jolie petite plante grimpante aux fleurs jaunes et rouges plus connue pour ses boutons floraux (câpres) que l'on utilise comme condiment. Ici c'est la plante entière, fleurs et feuilles, qui sert à la préparation de la teinture-mère. Elle est riche en myrosine qui est un hétéroside sulfuré, lequel va agir sur le cuir chevelu pour l'assainir.

Posologie

Cette lotion s'applique en friction du cuir chevelu une demi-heure avant de pratiquer le shampooing.

SOIN DES CHEVEUX GRAS

Soin interne

En interne, le traitement à conseiller est le même que pour une personne ayant une peau grasse : faire des cures dépuratives à base des deux seules plantes susceptibles de freiner l'excès de sébum, à savoir bardane et pensées sauvages. Toutes les formes galéniques existent : tisanes, ampoules, gélules. Peu importe, l'efficacité sera au rendez-vous à condition d'être sérieux et persévérant dans ses prises. Il faut bien sûr y adjoindre nos gélules pour la beauté des cheveux, à raison de 3 par jour. Ici les huiles essentielles de bergamote, citron, pamplemousse et romarin vont réguler la séborrhée par leur action astringente et tonique et celle de thym est surtout là pour éviter toute surinfection en cas de grattage.

Formule lotion capillaire cheveux gras

HE bergamote	1 ml
HE citron	1 ml
HE pamplemousse	1 ml
HE romarin	1 ml
HE thym à thymol	1 ml
TM bardane	30 ml
Alcool 60°	qsp 125 ml

La TM bardane contribue aussi à freiner la formation de sébum.

Posologie

Cette préparation est à appliquer à l'aide d'un compte-gouttes sur le cuir chevelu. Laisser poser une demi-heure avant de procéder à un lavage avec du bois de panama.

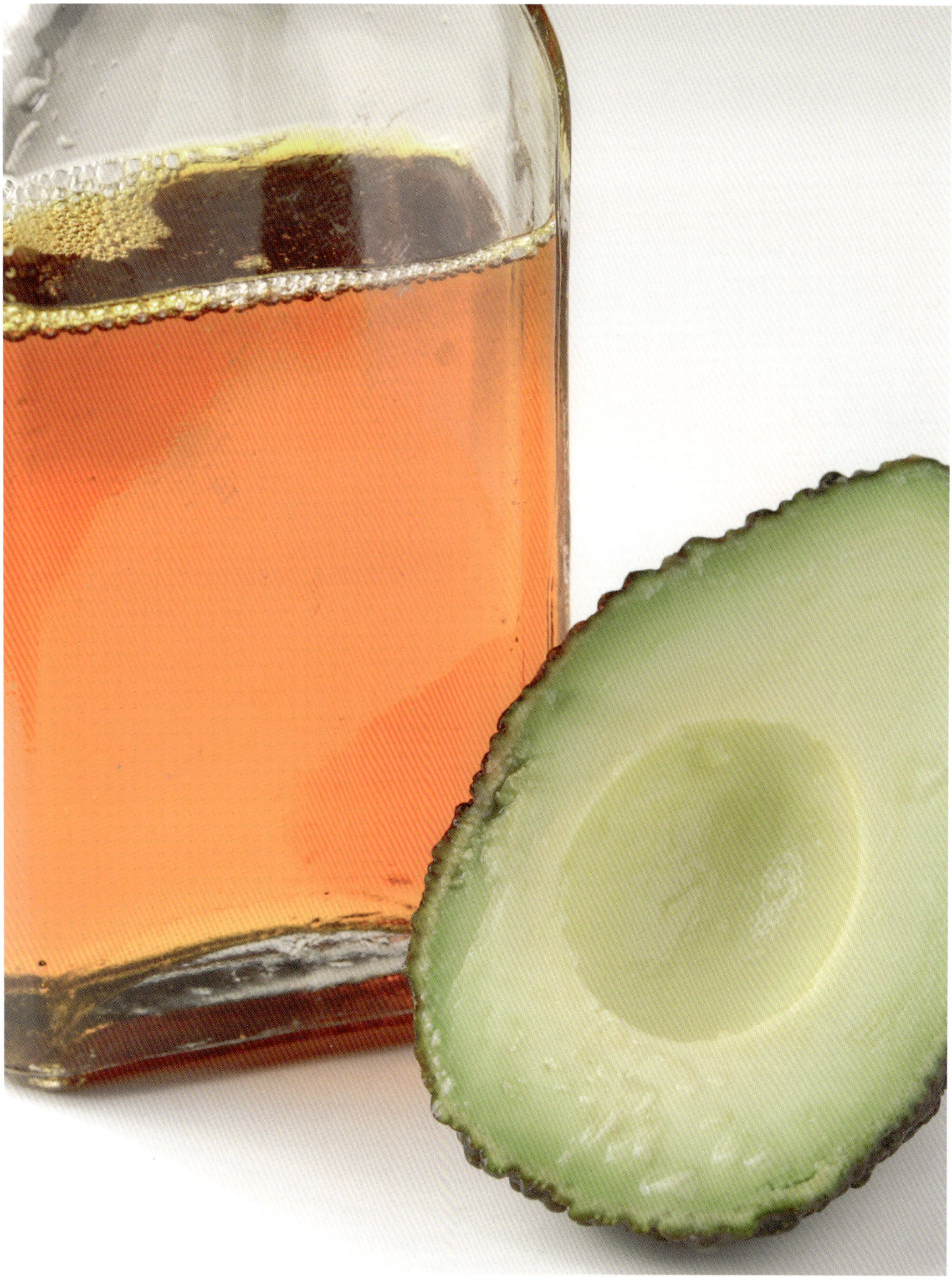

Huile d'avocat

Au début du traitement, je conseille d'appliquer cette solution à chaque shampooing (souvent le rythme est de deux fois par semaine à cause justement de la séborrhée qui graisse trop vite les cheveux) ; au fur et à mesure de l'amélioration, on espace les applications jusqu'à une par mois.

SOIN DES CHEVEUX TERNES & SECS

Prendre, en traitement interne, les gélules pour la beauté des cheveux, ainsi que le mélange d'huiles cité dans le soin des peaux sèches.

Formule huile capillaire cheveux ternes

En externe, je conseille une huile capillaire composée de :

HE citron	1 ml
HE cèdre	1 ml
HE lavande	1 ml
HE palmarosa	1 ml
HE ylang-ylang	1 ml
Huile avocat	|
Huile de germe de blé	| aa qsp 150 ml
Huile de macadamia	|

Posologie

Ce soin est à pratiquer une fois par semaine : il s'applique sur toute la longueur des cheveux et peut se garder plusieurs heures avant le shampooing, voire toute la nuit. La chevelure sera ainsi embellie, nourrie et brillante. Pour une chevelure claire, la couleur verte de l'huile d'avocat peut être gênante, dans ce cas, je la remplace par de l'huile de vison qui gaine bien le cheveu.

Composition

• **L'huile d'avocat** est obtenue par expression des fruits. C'est une huile épaisse de couleur vert brun, à odeur caractéristique, riche en vitamines A, B et D ; l'huile de **germe de blé**, elle, est riche en vitamine E ; quant à l'huile de **macadamia**, elle va faciliter la pénétration des huiles essentielles dans les fibres capillaires.

SOIN TONIQUE DU CUIR CHEVELU & DES CHEVEUX

À faire même quand tout va bien, aux changements de saison (printemps et automne).

Formule lotion tonique capillaire

HE lavande	1 ml
HE palmarosa	1 ml
HE sauge	2 ml
TM quinquina	20 ml
Alcool a 60°	qsp 125 ml

Composition

• **Lavande, palmarosa** et **sauge** sont là pour activer la microcirculation, l'écorce de quinquina va tonifier le cuir chevelu. Cette écorce est connue depuis le XVIIe siècle pour ses propriétés fébrifuges grâce à la quinine qu'elle contient. Ici, c'est son action tonique sur le cuir chevelu qui est privilégiée, la forme teinture-mère est pratique pour solubiliser les huiles essentielles et être utilisée en friction.

Posologie

Une fois par semaine, répartir en petites quantités sur le cuir chevelu cette lotion, masser le cuir chevelu en le décollant bien du crâne, laisser poser une demi-heure puis procéder à votre shampooing habituel.

TRAITEMENT ANTI-POUX

Ce problème ponctuel il y a encore quelques années s'est énormément généralisé au point d'être un véritable phénomène de société qui cause beaucoup de soucis aux directeurs d'établissements scolaires !

De nombreuses mamans viennent nous demander conseil parce que plus aucun produit classique anti-poux ne marche.

La composition d'huiles essentielles sera légèrement différente selon qu'il s'agit d'un enfant ou d'un adulte.

Préparation anti-poux enfant

On peut très bien avoir recours à l'huile essentielle de lavande seule et elle est très souvent suffisante.

Elle s'applique :

— soit pure, du bout des doigts, à raison de quelques gouttes réparties sur tout le cuir chevelu et ce 1 fois par semaine en préventif ou tous les matins en cas d'infestation.

— Soit être ajoutée au shampooing à raison de 10 gouttes d'huile essentielle de lavande pour 1 cuillerée à soupe de shampooing.

Après le shampooing, pour parfaire le soin, je conseille un dernier rinçage préparé avec une décoction de bois de quassia amara.

Le ***Quassia amara*** (origine Jamaïque) se présente en petits copeaux blancs. C'est un excellent parasiticide.

Il faut 40 g pour un litre d'eau bouillante, on laisse bouillir 15 minutes, infuser 30 minutes, on filtre et on rince les cheveux en dernier rinçage avec cette décoction.

Il peut arriver que l'huile essentielle de lavande ne soit pas assez efficace ; dans ce cas, je prépare deux solutions différentes :

1 pour enfant avec :

HE eucalyptus	
HE géranium	aa qsp 15 ml
HE lavande	
HE romarin	

On pratique de la même façon que précédemment en appliquant du bout des doigts sur le cuir chevelu cette solution.

1 pour adulte avec :

HE eucalyptus	
HE genièvre	
HE géranium	aa qsp 15 ml
HE lavande	
HE pin	
HE romarin	

J'ai ajouté ici genièvre et pin en cas de pédiculose récalcitrante.

Composition

• **HE pin :** déjà étudiée mais dans le chapitre relatif aux problèmes de l'appareil ORL. Ici c'est son action parasiticide qui est mise à profit grâce aux pinènes qu'il contient comme d'ailleurs le romarin, le genièvre et l'eucalyptus. Pour le géranium et la lavande, il s'agit du linalol. En cas de réaction cutanée trop importante, on peut bien sûr diluer les huiles essentielles dans de l'huile de macadamia.

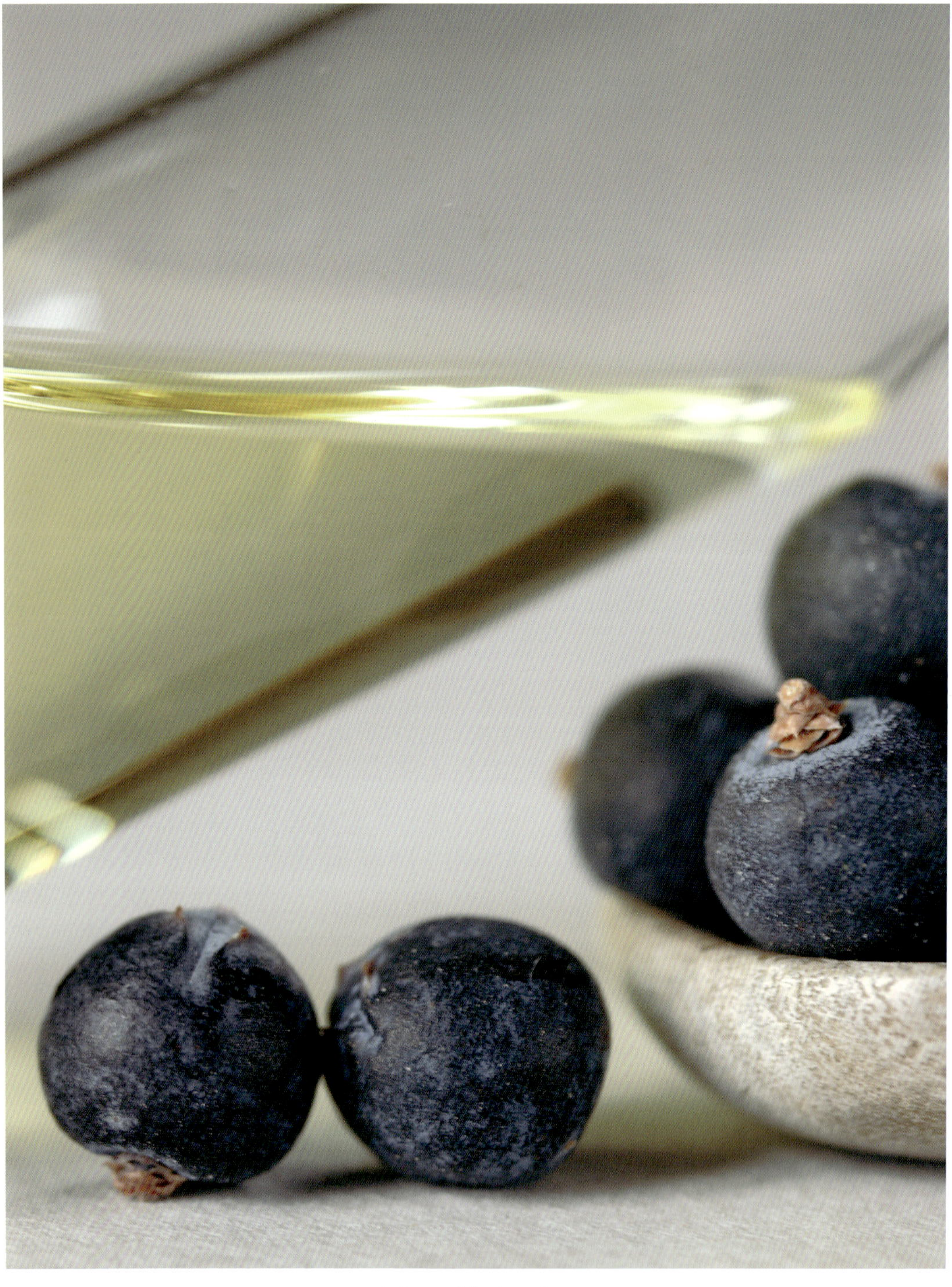

Huile essentielle de genièvre

Les ongles

MYCOSES DES ONGLES

S'il s'agit des ongles des mains, je préconise une seule huile essentielle : celle de **tea-tree**.

On a déjà étudié le tea-tree car on le retrouve pour soulager bon nombre de pathologies. En effet, c'est une huile essentielle très complète puisqu'elle est à la fois antivirale, antibactérienne et antifongique.

Le tea-tree s'applique « pur » sur la zone touchée, on répète bien sûr le traitement chaque jour jusqu'à disparition de la mycose. C'est très souvent long mais le résultat est au bout de cette persévérance.

Pour les ongles des pieds, je préfère, plutôt que le tea-tree seul, lui associer 5 huiles essentielles de façon à potentialiser leur action antifongique.

HE cannelle	
HE lavande	
HE origan	aa qsp 15 ml
HE sarriette	
HE sauge	
HE tea-tree	

Le soir, après nettoyage des pieds et des ongles (éliminer les peaux et l'épaisseur des ongles en grattant avec une spatule), appliquer avec un pinceau la solution d'huiles essentielles pures sur chaque ongle concerné.

Renouveler l'application tous les soirs jusqu'à disparition des symptômes.

ONGLES TERNES & CASSANTS

Pour avoir de beaux ongles sains il faut :

— faire un traitement interne à base de vitamines, d'oligoéléments et de silice que nous retrouvons dans nos gélules « beauté peau et cheveux » puisqu'elles sont à base de prêle, germe de blé, levure de bière et pollen.

— Se protéger de l'agression des détergents (vaisselle, ménage et lessive) en portant des gants.

Le soir, appliquer sur les ongles à l'aide d'un pinceau la préparation suivante :

Huile nourrissante ongles

HE cèdre	0,5 ml
HE citron	0,5 ml
HE romarin	0,5 ml
HE ylang-ylang	0,5 ml
Huile de germe de blé	aa qsp 60 ml
Huile de camomille	

Ces quatre huiles essentielles sont toniques et restructurantes pour les phanères ; les huiles végétales de camomille et de germe de blé sont adoucissantes et nourrissantes.

Après avoir appliqué avec le pinceau, faire pénétrer le produit par massage de la lunule, si possible tous les soirs.

On peut pour parfaire le traitement, une fois par semaine, procéder à un bain d'ongles après avoir fait tiédir la préparation au bain-marie, pendant une quinzaine de minutes.

Il est évident que l'on va espacer la fréquence du traitement dès que l'amélioration sera visible et durable.

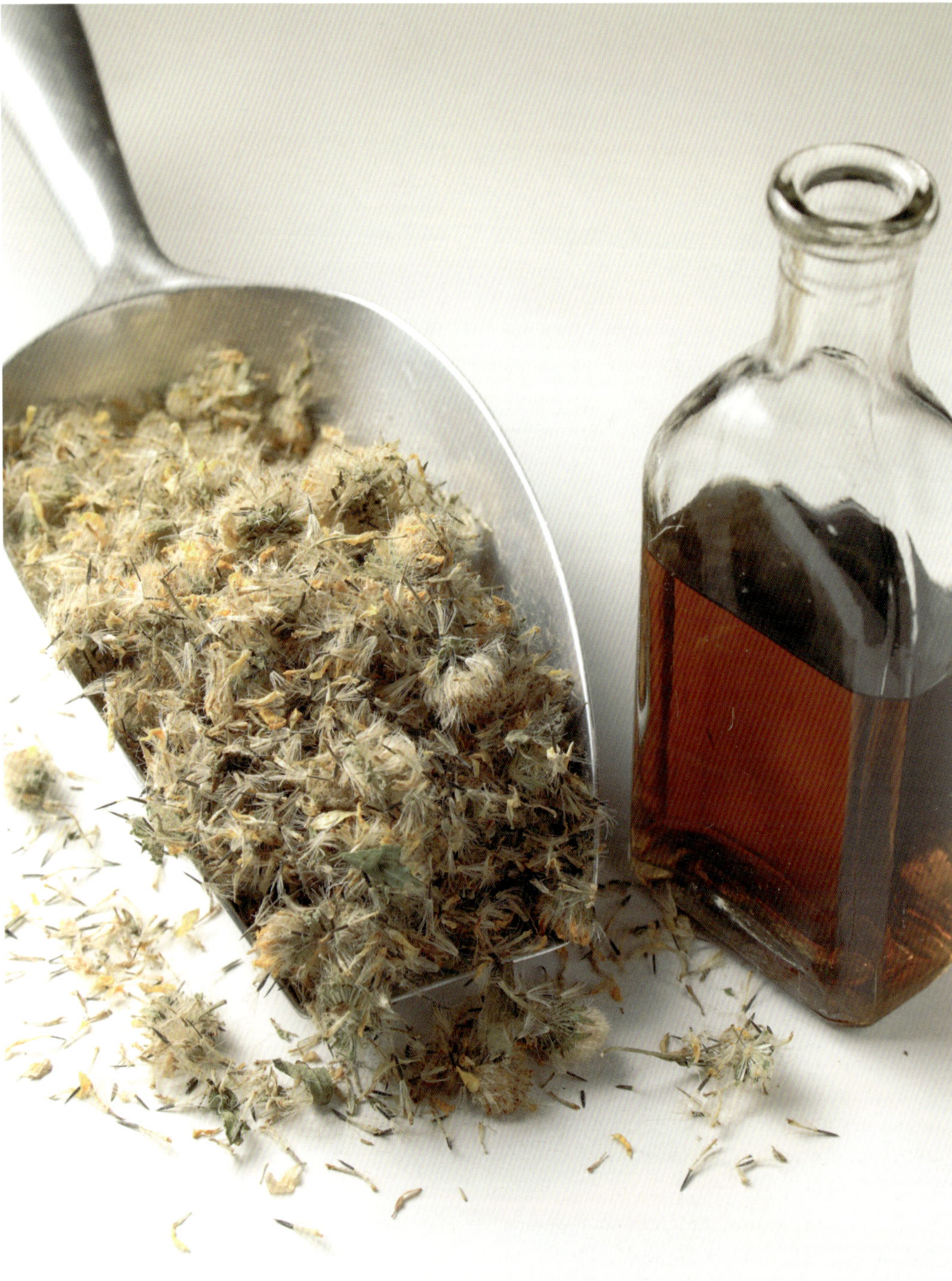

Teinture-mère d'arnica

Pathologies diverses

ACCOUCHEMENT

Avant

Quelques jours avant d'accoucher, de nombreuses sages-femmes conseillent de prendre de l'huile essentielle de clous de girofle à la dose de 5 gouttes par jour sur un morceau de sucre. Cette huile essentielle a la capacité d'accélérer les contractions utérines, elle est donc à prendre le plus près de la date estimée de l'accouchement.

Après

L'huile essentielle d'**ylang-ylang** est la plus adaptée car elle est à la fois un excellent tonique utérin et un anti-stress qui va permettre de lutter contre la fameuse déprime de l'accouchée.
Elle se prend à raison de 2 gouttes 3 fois par jour pendant un minimum de 15 jours.

DOULEURS ARTICULAIRES

Le traitement interne sera différent selon qu'il s'agit d'arthrite ou d'arthrose. En revanche, la solution à passer localement sera la même.

En interne (cf. chap. « Douleurs rhumatismales » dans *Santé & bien-être par les plantes*), il faut prendre des anti-inflammatoires tels que harpagophytum, cassis, saule et reine des prés aussi bien pour l'arthrite que pour l'arthrose.

En cas d'arthrose, il faut reminéraliser : on associera donc aux anti-inflammatoires des plantes reminéralisantes telles que **prêle, ortie verte, bambou** et une algue, le **lithothame**.

J'ai réuni dans la même gélule une formule spéciale « souplesse articulaire » comprenant bambou, harpagophytum, lithothame et prêle, aa qsp 1 gélule à 300 mg. Prendre 3 gélules par jour.

Une seule huile essentielle en interne peut aider en cas de poussée rhumatismale : il s'agit de l'huile essentielle de **genièvre**, qui se prend à raison de 2 gouttes 3 fois par jour ou bien en gélules, si le goût prononcé du genièvre déplaît.

MISE EN GARDE D'UTILISATION

L'huile essentielle de genièvre est contre-indiquée en cas d'insuffisance rénale et elle ne peut pas être prise sur un long terme, c'est pour cela qu'il vaut mieux avoir recours par voie interne au traitement cité ci-dessus.

Formule huile anti-douleurs articulaires (soin externe)

HE cèdre	0,5 ml
HE gaulthérie	0,5 ml
HE genièvre	0,5 ml
HE lavande	1 ml
HE laurier	0,5 ml
HE myrrhe	0,5 ml
HE romarin	1 ml
Huile de millepertuis	| aa qsp 60 ml
Huile de macadamia	|

Se masser une à deux fois par jour les articulations douloureuses.
On peut utiliser cette même préparation en dilution dans de l'argile verte pour pratiquer des cataplasmes (notamment en cas d'arthrose du genou), à raison d'une cuillerée à soupe de cette solution pour trois cuillerées à soupe d'argile verte.

DOULEURS MUSCULAIRES

Elles peuvent être dues tout simplement à un excès de sport ou bien à un traumatisme et évidemment les huiles essentielles vont différer selon qu'il s'agit de l'un ou de l'autre.

Excès de sport ou trop de sport et manque d'entraînement : tout cela va entraîner des douleurs diffuses dans les muscles (courbatures) dues à la présence d'acide lactique. L'important est d'éliminer les toxines accumulées dans l'organisme en faisant une cure d'aubier de tilleul ou de tisane drainante (*cf.* chap. « Sport » dans mon livre sur les plantes) à raison d'un litre par jour.

Avant toute activité sportive, je conseille le massage des muscles avec une huile chauffante composée de :

Huile chauffante musculaire

HE gingembre	2,5 ml
HE lavande	2,5 ml
HE genièvre	2,5 ml
TM capsicum	10 ml
TM arnica	10 ml
HV pépins de raisin	| aa qsp 150 ml
HV macadamia	|

Les huiles essentielles de gingembre et de poivre ainsi que la teinture-mère de piment (capsicum) vont chauffer le muscle et éviter un risque de claquage. Après le sport, autre massage mais avec une huile décontractante et antalgique :

Huile décontractante musculaire

HE gaulthérie	0,5 ml
HE laurier	1 ml
HE lavande	1 ml
HE marjolaine	0,5 ml
HE myrrhe	1 ml
Huile de calendula	| aa qsp 125 ml
Huile de macadamia	|

Composition

• **Lavande, marjolaine** et **myrrhe** déjà étudiées ont toutes trois des vertus apaisantes et décontractantes.

• **HE gaulthérie :** elle est fournie par les feuilles d'un arbrisseau originaire du Canada de la famille des Ericacées, ressemblant à l'arbousier par ses fleurs en clochettes et ses baies écarlates. Le *Gaultheria procumbens* est plus connu sous le nom de « wintergreen » ; bien qu'originaire du Canada, cette huile est produite en Chine. Le gaulthérie donne, après fermentation puis distillation, une huile essentielle incolore mais ayant une odeur bien connue et reconnaissable entre toutes parce qu'elle entre dans la composition de nombreux baumes de massage. Son principe actif (il représente presque 95 % de l'huile essentielle) est le salicylate de méthyle et c'est lui qui lui confère son action antalgique et anti-inflammatoire. **On utilise le wintergreen uniquement en usage externe.**

• **HE laurier :** fournie par les feuilles du *Laurus nobilis* (laurier d'Apollon), arbuste méditerranéen *Semper virens* de la famille des Lauracées. Le laurier est davantage connu pour son utilisation culinaire, il ne faut pas le confondre avec les autres « lauriers » qui, eux, sont vénéneux. L'huile essentielle est limpide, incolore et a un parfum puissant et aromatique. Elle est produite en France. Elle contient du 1,8 cinéole, linalol et acétate d'alpha terpinyle. Elle est antalgique et drainante au niveau lymphatique.

• L'huile de **calendula** est adoucissante et l'huile de **macadamia**, par sa texture, va permettre la pénétration des huiles essentielles dans le tissu musculaire.

En cas de traumatisme

Tendinite

Cette huile de massage peut servir en cas de tendinite, mais dans ce cas on ajoute un traitement interne fait d'anti-inflammatoires tels que harpagophytum, reine des prés, écorce de saule et cassis (en tisanes, gélules ou ampoules).

Entorse

L'huile de massage précédente va comporter une huile essentielle supplémentaire : celle d'hélichryse pour ses qualités anti-hématomes et anti-inflammatoires. On ajoute 1 ml d'hélichryse en plus des autres huiles.

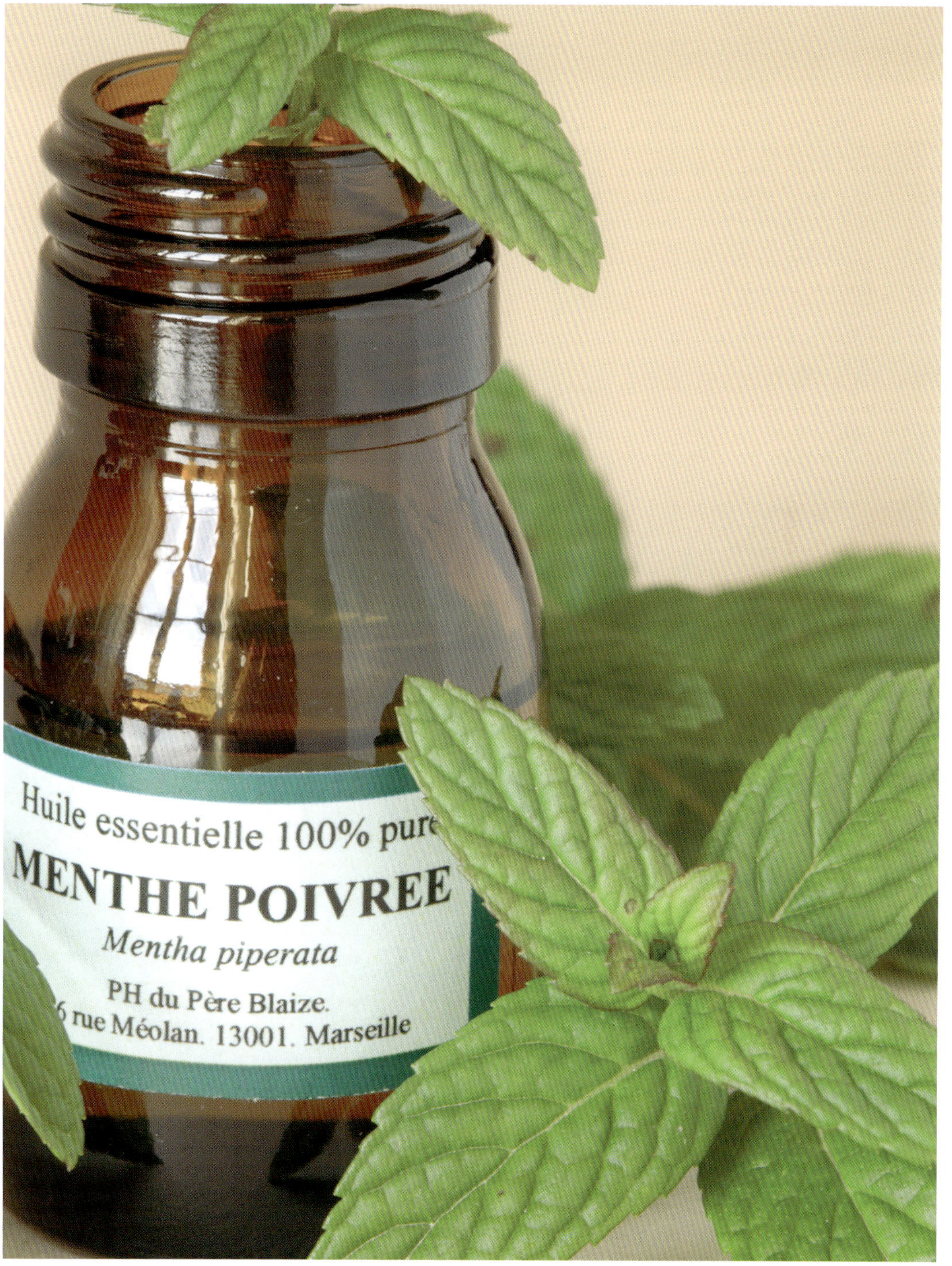

HUile essentielle de menthe poivrée

Torticolis

Contracture des muscles du cou provoquant une forte douleur avec inclinaison latérale de la tête. Il faut bien sûr prendre des anti-inflammatoires végétaux, les mêmes que pour une tendinite (voir ci-dessus). Localement, après avoir chauffé la zone du cou avec un sèche-cheveux (la chaleur aide à décontracter et va faciliter la pénétration de l'huile de massage), appliquer doucement en remontant des épaules vers la nuque l'huile antalgique suivante :

Huile de massage

HE camomille romaine	0,5 ml
HE gaultherie	0,5 ml
HE lavande	0,5 ml
HE ravintsara	0,5 ml
Huile de millepertuis	qsp 60 ml

L'association d'huiles antalgiques (camomille romaine et gaulthérie) et décontractantes musculaires (lavande et ravintsara) avec l'huile végétale de millepertuis va permettre un soulagement rapide.

Crampes musculaires

Elles se produisent souvent la nuit et sont souvent dues à une perte excessive de sels minéraux (problème de transpiration par exemple). Pour compenser cette perte, il faut prendre en traitement interne une algue calcaire : le lithothame que nous avons déjà étudié pour soulager les candidoses, à raison de deux comprimés par jour.

En soin externe, passer tous les soirs sur pieds et jambes dans le sens veineux la préparation suivante :

Huile de massage anti-crampes

HE cyprès	0,5 ml
HE genièvre	0,5 ml
HE lavande	1 ml
HE pamplemousse	1 ml
HE romarin	1 ml
Huile de macadamia	30 ml
Huile de jojoba	qsp 60 ml

Cyprès et genièvre vont agir au niveau circulatoire ; lavande, pamplemousse et romarin vont tonifier les muscles.

FATIGUE

Sous cette appellation je regroupe trois sortes de « fatigues » :
— physique,
— intellectuelle,
— sexuelle.

Fatigue physique

L'important est que cette fatigue soit passagère, afin de donner un coup de fouet rapide grâce aux huiles essentielles aussi bien en interne, qu'en massage ou en diffusion.

Une fatigue qui persiste nécessite toujours une consultation médicale.

Les huiles essentielles vont agir selon trois modes différents : en diffusion, en massage, en traitement interne.

À diffuser

La reine des huiles essentielles toniques est sans conteste celle de **menthe poivrée**. Toutefois, il peut arriver que l'odeur ne plaise pas : dans ce cas les huiles essentielles de **citron** et de **romarin** conviendront parfaitement.

On diffuse deux à trois fois par jour, pendant 10 minutes dans une grande pièce.

À défaut de diffusion, on peut tout simplement respirer les mêmes huiles essentielles en en mettant quelques gouttes sur un mouchoir. Menthe poivrée, citron et romarin sont des stimulants toniques qui maintiennent en éveil.

En massage

Huile anti-fatigue physique

HE bois de rose	0,5 ml
HE bigarade zeste	1 ml
HE ravintsara	0,5 ml

HE romarin	1 ml	
Huile de jojoba	aa qsp 60 ml	
Huile de macadamia		

Ces quatre huiles essentielles sont toutes de bons toniques musculaires et vont avoir un effet bénéfique pour se sentir mieux. Si l'on préfère se frictionner le corps, il suffit de remplacer les huiles de jojoba et macadamia par de l'alcool à 60°.

Traitement interne

Il faut se protéger en prenant à la fois des huiles antivirales et bactéricides ainsi que stimulantes des défenses, associées à une plante fortifiante, l'éleuthérocoque. La présentation va être en gélules pour pouvoir réunir huiles essentielles et poudre de plante :

HE cannelle	1 goutte	par gélule
HE citron	1 goutte	
HE girofle	1 goutte	
Poudre éleuthérocoque	qsp 1 gélule à 250 mg	

Prendre 1 gélule le matin et une le midi avant les repas pendant un mois.

L'éleuthérocoque, encore appelé « ginseng de Sibérie », a été connu par les recherches faites sur les cosmonautes et les athlètes de haut niveau. On s'est aperçu que cette racine augmentait la résistance et l'énergie physique tout en diminuant le stress. L'effet stimulant et tonique va se trouver renforcé grâce à la synergie d'action de ces quatre plantes.

Fatigue intellectuelle

Qu'elle soit due à un surcroît de travail ou à une période intense d'examens, il ne faut pas la négliger et tout faire pour éviter qu'elle s'installe de façon chronique. Le principe est le même qu'avec la fatigue physique c'est-à-dire : diffusion, massage et traitement interne avec des gélules.

En diffusion

Là encore l'huile essentielle de **menthe poivrée** s'impose car étant un puissant stimulant du système nerveux, elle permet de se maintenir éveillé. On peut tout aussi bien l'utiliser seule ou l'associer à d'autres huiles essentielles comme le **citron vert**, le **pamplemousse** et le **pin sylvestre**, qui ont également des propriétés toniques et dynamisantes. À diffuser bien sûr ou à respirer sur un mouchoir plusieurs fois dans la journée.

HE citron vert : fournie par le *Citrus aurantifolia*, petit arbuste à feuilles persistantes et fleurs blanches, famille des Rutacées. Le citron vert est plus petit que le citron jaune. Son huile essentielle arrive du Mexique qui est devenu le principal lieu de culture. Le citron vert a été introduit en Amérique par les Espagnols au XVIe siècle. Ce n'est qu'au XIXe siècle que l'industrie du fruit s'est instaurée aux Antilles. Aujourd'hui, le citron vert, encore appelé « limette », entre dans la composition de sodas au cola et au gingembre. Il a longtemps été utilisé pour ses vertus digestives et fébrifuges. Son huile essentielle a un arôme léger et frais moins fort que celui du citron jaune.

Elle contient limonène, terpinolène et linalol. Elle est très revigorante en cas de déprime et ne peut que bien s'unir à celles de pamplemousse et de pin.

En massage

De même qu'en cas de migraines, on peut très bien utiliser l'huile essentielle de menthe poivrée pure à appliquer du bout des doigts sur les tempes ou le front en faisant bien attention à ne pas toucher ni les paupières ni les yeux.

Cependant, je préfère conseiller une huile de massage plus facile d'utilisation à base, inévitablement, de menthe poivrée, mais aussi de romarin, de lavande et de vétiver.

Huile anti-fatigue intellectuelle

HE lavande	0,5 ml
HE menthe poivrée	1 ml
HE romarin	1 ml
HE vétiver	0,5 ml
Huile de pépins de raisin	qsp 60 ml

Masser tempes, poignets, sternum et plexus solaire avec une petite quantité d'huile à chaque fois que la fatigue intellectuelle se fait sentir.

Traitement interne

Ici aussi on aura recours à la forme gélules étant donné que j'associe des huiles essentielles à une poudre de plante :

HE basilic	1 goutte
HE girofle	1 goutte
HE ravintsara	1 goutte
Poudre de ginkgo	qsp 1 gélule à 250 mg

1 gélule avant les repas, midi et soir.

Basilic, girofle et **ravintsara** ont été vus dans d'autres rubriques de ce livre car elles ont des propriétés variées et différentes.

Ici c'est leur action neurotonique qui est privilégiée ; le **ginkgo**, lui, va agir sur la circulation cérébrale et améliorer la faculté d'apprentissage.

Fatigue sexuelle

On a tous des moments de lassitude qui conduisent quelquefois à une diminution de la libido.

Pour améliorer et surmonter ces passages à vide, je conseille toujours un traitement interne composé de gélules et une huile de massage dite « huile coquine » !

On peut bien sûr diffuser de l'huile essentielle d'ylang-ylang aux effluves particulièrement voluptueux et qui ne peuvent qu'aider à créer une ambiance favorable aux échanges... On peut associer l'huile essentielle de santal ou la diffuser seule car elle est également réputée pour stimuler la libido.

Formule « huile coquine »

HE bois de rose	0,5 ml
HE santal	1 ml
HE ylang-ylang	1 ml
Huile de macadamia	qsp 60 ml

Le massage, pour être bénéfique, doit faire appel à la douceur. Il faut masser avec la paume des mains tout le corps en insistant plus particulièrement au niveau des épaules, du plexus solaire, des vertèbres lombaires et des pieds. Cette huile va contribuer à dissiper l'anxiété qui, on le sait, peut entraîner impuissance et frigidité.

Traitement interne

J'aime bien associer quatre huiles essentielles aux propriétés stimulantes sexuelles à un tonique riche en vitamines.

Formule gélules « tonus sexuel »

HE cannelle	1 goutte
HE gingembre	1 goutte
HE sarriette	1 goutte
HE ylang-ylang	1 goutte
Poudre ginseng rouge	100 mg
Pour une gélule n° 30	

Posologie

Prendre une gélule avant le repas du soir ; si la fatigue est trop importante on peut prendre jusqu'à 2 gélules par jour pendant 3 à 4 semaines.

Si les symptômes persistent, il est évident qu'il faut consulter un spécialiste.

Composition

• **HE sarriette :** fournie par les feuilles de *Satureia montana*, famille des Labiées, la sarriette est bien connue en Provence sous le nom de « pèbre d'ai ». Elle est très utilisée comme condiment pour aromatiser viandes blanches et fromages de chèvre. Son huile essentielle est de couleur jaune à odeur aromatique forte rappelant celle du thym. Elle est riche en phénols (carvacrol), en terpènes (cymène et terpinène) et en bisabolène. C'est une huile essentielle très active comme anti-infectieuse mais ici c'est sa capacité à stimuler la production d'hormones mâles qui est mise en avant.

• L'huile essentielle de **gingembre** semble agir sur la fertilité en augmentant la mobilité des spermatozoïdes, la cannelle a un effet tonique sur la

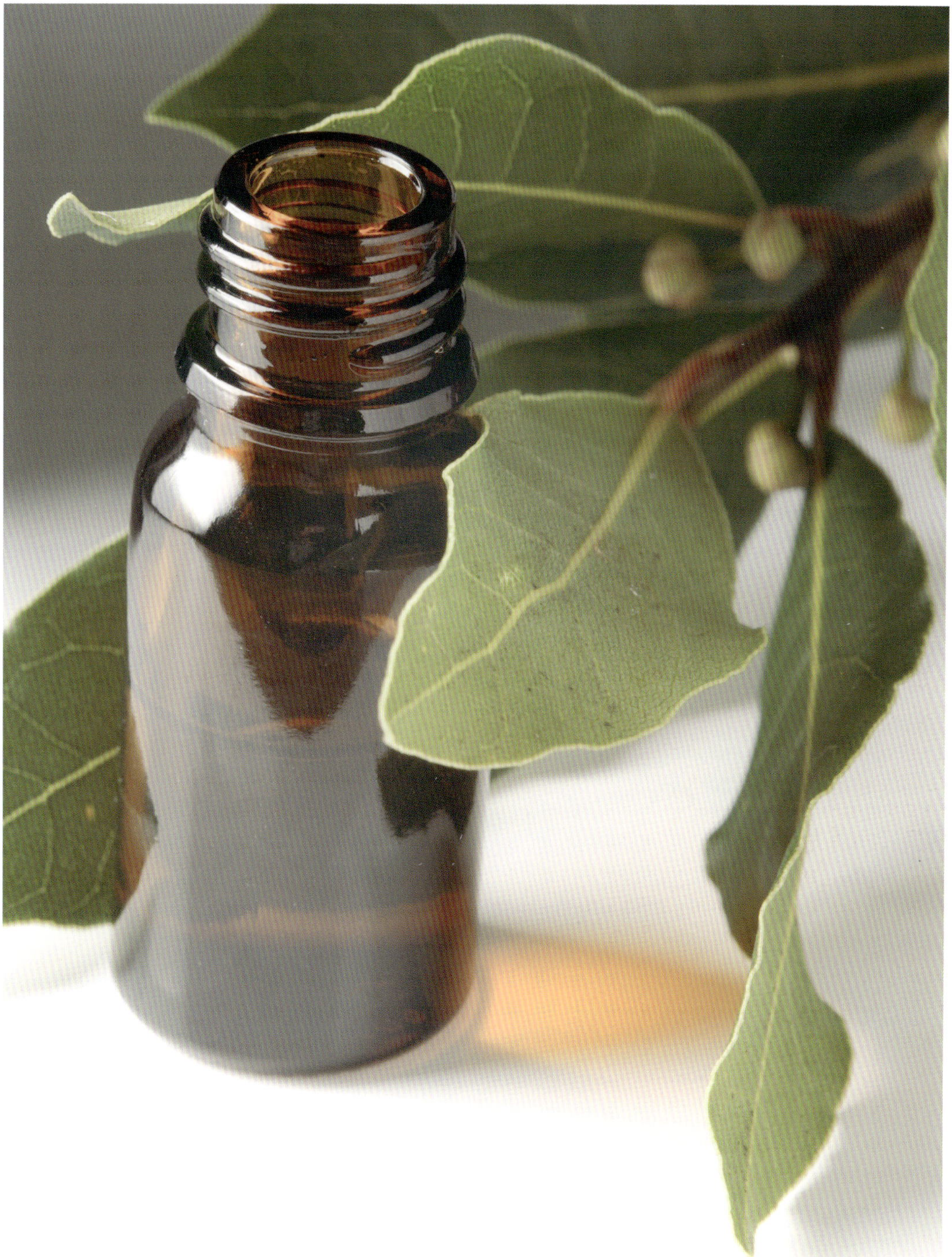

HUile essentielle de laurier

fatigue et l'ylang-ylang, en chassant l'anxiété, va permettre un rapport harmonieux.

INSOMNIE/STRESS

En diffusion

Dans l'un et l'autre cas, la diffusion d'huiles essentielles ayant un effet relaxant sont recommandées : l'incontournable sera celle de lavande que l'on peut très bien utiliser seule ou associer, au choix, à l'huile essentielle d'orange douce, de santal ou d'ylang-ylang.

En massage

Le soir en cas d'insomnies, ou dans la journée en cas de stress, cette huile de massage sera bénéfique en application sur les poignets, le plexus solaire et la nuque.

Formule huile de massage apaisante

HE géranium	0,5 ml
HE lavande	1 ml
HE mandarine	1 ml
HE orange douce	2 ml
HE ylang-ylang	0,5 ml
Huile d'amande douce	qsp 60 ml

Formule huile apaisante enfant

HE lavande	0,5 ml
HE mandarine	0,5 ml
HE orange douce	0,5 ml
Huile d'amande douce	qsp 60 ml

Pour utiliser cette formule dans le bain, il suffit de remplacer l'huile d'amande douce par une base hydrodispersante (1 cuillerée à soupe pour un bain).

Traitement interne

— En cas d'insomnie, pour un adulte

HE bergamote	
HE marjolaine	aa qsp 15 ml
HE oranger petit grain	

Prendre le soir au coucher 5 gouttes sur un morceau de sucre ou une mie de pain.

Ces trois huiles essentielles sont à la fois apaisantes, antispasmodiques et sédatives.

En cas de stress important, on peut prendre pendant quelques jours 5 gouttes matin et soir de cette préparation.

— En cas d'insomnie pour un enfant

HE mandarine	aa qsp 15 ml
HE oranger petit grain	

Le soir au coucher, donner 2 gouttes sur un morceau de sucre. Si l'enfant est stressé, on peut donner 1 goutte matin et soir sur un sucre ; à partir de 10 ans, on peut donner jusqu'à 2 gouttes matin et soir en cas de périodes scolaires difficiles.

MIGRAINES

Elles ont plusieurs étiologies : hépatique, circulatoire, hormonale... à chacune de ces étiologies correspondra un traitement interne adapté.

Dans mon livre *Santé et bien-être par les plantes*, je propose une tisane « anti-migraine » qui peut aider à soulager la crise migraineuse. Ce sont de petits moyens, mais qui peuvent réellement apporter un peu de bien-être à la personne atteinte. Avec les huiles essentielles, on peut proposer diverses actions.

En soin interne

— Comme antispasmodique :

HE lavande	aa qsp 10 ml
HE marjolaine	

Prendre 2 gouttes 3 fois par jour sous la langue ou sur une mie de pain.

— Si la migraine est d'origine hépatique, se référer au chap. « Appareil digestif, drainage des voies hépato-biliaires » et prendre le matin *HE romarin à verbénone + HE citron*.

— Si la migraine est d'origine circulatoire, prendre en priorité du *ginkgo*, de la *partenelle* et de la *petite pervenche* (on retrouve ces 3 plantes dans la tisane anti-migraine + 2 gouttes 3 fois par jour d'huile essentielle de cyprès).

— Si la migraine est d'origine hormonale, après contrôle et dosage, faire un apport hormonal végétal en fonction des résultats (voir *Santé & bien-être par les plantes*).

En soin externe

J'utilise deux huiles essentielles que l'on va appliquer sur le front, les tempes et la nuque : ce sont la lavande et la menthe poivrée. Elles peuvent s'utiliser pures à raison de quelques gouttes sur le bout des doigts en massages circulaires sur les zones douloureuses en faisant attention à ne pas déborder sur les paupières car l'huile essentielle de menthe poivrée est très irritante pour les yeux. Elle ne peut pas être utilisée chez les enfants de moins de 8 ans, les femmes enceintes et les épileptiques à cause de la présence de menthol.

NÉVRALGIE FACIALE

Elle concerne principalement le nerf trijumeau en provoquant une douleur intense, lancinante durant de quelques secondes à quelques minutes. Cette douleur peut être provoquée par la mastication ou le brossage des dents.

Seuls les adultes peuvent en être atteints, les causes sont diverses, cependant une seule préparation va être utilisée.

HE camomille romaine	0,1 ml
HE géranium	0,1 ml
HE sauge officinale	0,1 ml
H végétale de millepertuis	| aa qsp 15 ml
H végétale de calendula	|

Les huiles essentielles et végétales choisies ici sont toutes antalgiques et apaisantes. On applique en massant doucement cette solution le long du trajet du nerf (il s'agit d'une onction).

En traitement interne, je conseille toujours de faire un apport de vitamines B sous forme de levure de bière officinale (3 gélules par jour dosées à 300 mg). On peut espérer ainsi obtenir un soulagement.

ŒDÈMES, DRAINAGE LYMPHATIQUE

Ici le traitement interne consistera à prendre notre tisane drainante (voir livre *Santé et bien-être par les plantes*). En soin local, j'aime bien préparer une huile pour drainage lymphatique. Celui-ci sera beaucoup plus efficace s'il est pratiqué par un professionnel, mais cela n'enlève pas le fait qu'il peut soulager même quand il est fait à la maison. Dans cette huile on va retrouver des huiles essentielles agissant au niveau circulatoire (tonique veineux et décongestionnant) : HE **laurier**, HE **patchouli**, HE **cyprès** et au niveau cutané (effet tonique et raffermissant sur le corps) : HE **bois de rose**, HE **palmarosa** et HE **romarin**. Les huiles végétales servant à solubiliser les huiles essentielles seront celles de **macadamia** et de **jojoba** pour leur grande fluidité qui permet une bonne pénétration et une action tonique au niveau du système lymphatique.

Formule huile pour drainage lymphatique

HE bois de rose	2 ml
HE cyprès	1 ml
HE laurier	2 ml
HE palmarosa	2 ml
HE patchouli	1 ml
HE romarin	2 ml
Huile de jojoba	| aa qsp 150 ml
Huile de macadamia	|

PROBLÈMES FÉMININS

Ces problèmes sont très souvent traités et soulagés par la phytothérapie, j'y consacre d'ailleurs de nombreux chapitres dans mon livre *Santé et bien-être par les plantes*.

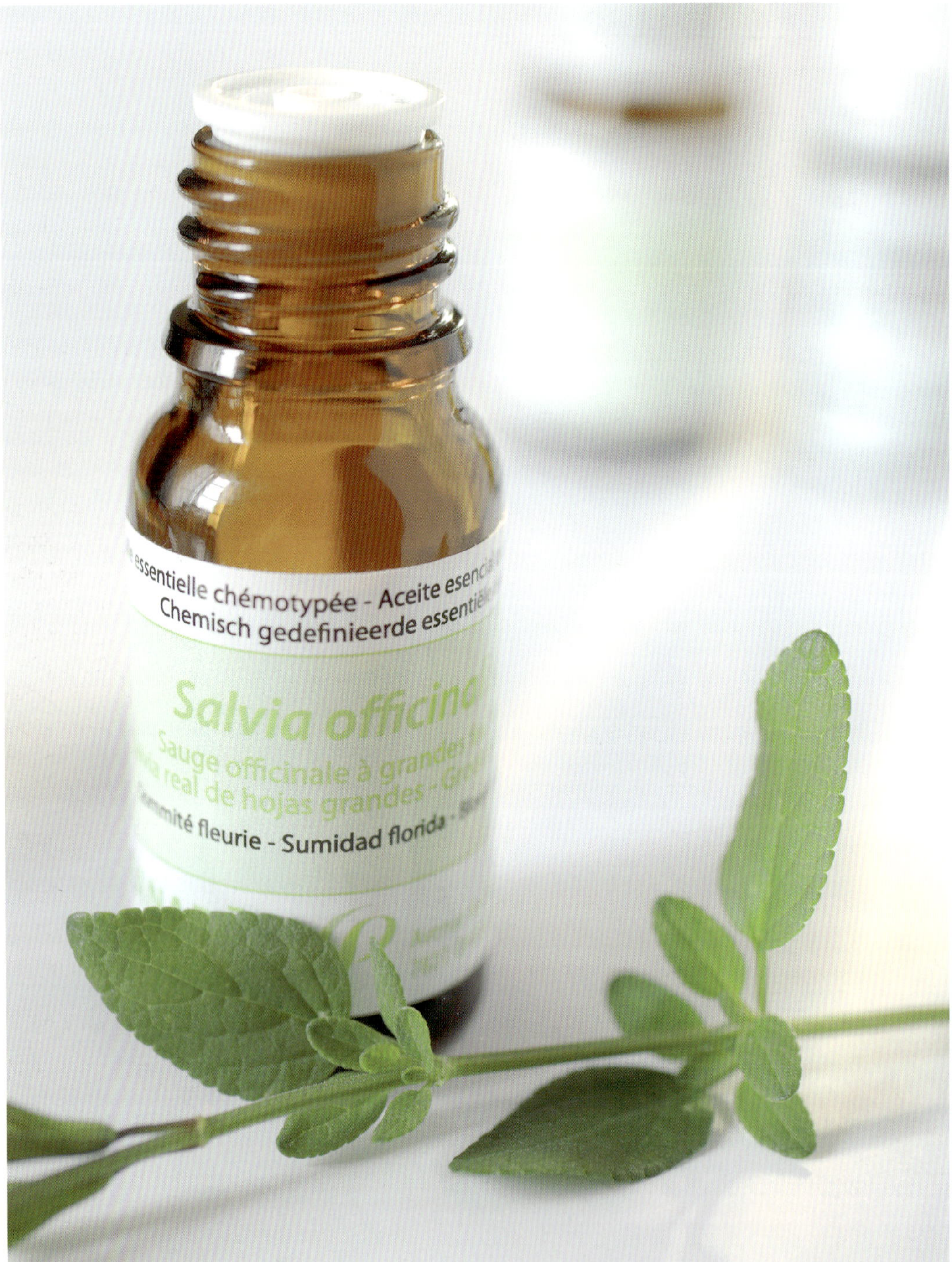

HUile essentielle de sauge officinale utilisée contre les bouffées de chaleur

Ici, avec les huiles essentielles nous sommes davantage limités car le choix est restreint et il y a des précautions d'usage dans la quantité et la durée d'emploi.

Les conseils fréquents que je donne concernent principalement : règles douloureuses, spasmes utérins, bouffées de chaleur, accouchement, œdèmes, drainage lymphatique.

Règles douloureuses

Pour pallier ce handicap fréquemment ren-contré chez les jeunes femmes, je préconise un soin local ainsi qu'un traitement interne composé de gélules. Le soin local consiste en un massage du **bas-ventre** les jours précédant l'arrivée des règles.

Formule Huile de massage

HE camomile romaine	0,5 ml
HE géranium	1 ml
HE lavande	1 ml
Huile de jojoba	| aa qsp 60 ml
Huile de macadamia	|

Le massage grâce à ces trois huiles essentielles va contribuer à soulager douleurs et spasmes.

En interne

Les huiles essentielles utilisées vont permettre d'augmenter le flux menstruel et d'atténuer la douleur des règles. Pour cela j'associe la sauge sclarée, la camomille romaine et le persil.

Je préfère ici l'huile essentielle de sauge sclarée plutôt que celle de sauge officinale, car il s'agit souvent de jeunes filles et que cette huile essentielle est plus facile à utiliser que celle de sauge officinale parce qu'elle ne contient pas de thuyone.

Formule gélules

HE camomille romaine	1 goutte
HE persil	1 goutte
HE sauge sclarée	1 goutte
Poudre d'armoise	qsp 1 gélule à 250 mg

Posologie

Prendre 1 gélule par jour 10 jours avant la date présumée des règles.

Composition

• Nous avons déjà rencontré les huiles essentielles de **camomille romaine** et de **persil** qui sont à la fois antalgiques et emménagogues.

• Je préfère utiliser l'**armoise** en poudre de feuilles plutôt qu'en huile essentielle afin d'éviter tout risque de toxicité. L'armoise (*Artemisia vulgaris*) est une plante vivace à feuilles gris argent très répandue en Europe. Elle est traditionnellement employée pour faciliter la venue des règles chez les jeunes filles.

• **HE sauge sclarée :** fournie par les sommités fleuries de *Salvia sclarea*. C'est une belle plante vivace aux fleurs mauve pâle à blanches, qui peut atteindre jusqu'à 1 m de hauteur. Elle aime les terrains calcaires à basse altitude, on la trouve surtout dans le Sud (Gard, Provence, Alpes-Maritimes, Massif central). Son huile essentielle est produite principalement en France, elle est de couleur jaune et dégage un arôme agréable d'ambre et de lavande dû à la présence de linalol et d'acétate de linalyle. Elle ne contient pas de thuyone, ce qui explique sa moindre toxicité par rapport à l'huile essentielle de sauge officinale.

Spasmes utérins

En massage du bas-ventre, c'est la même huile que dans les règles douloureuses qui va servir.

En interne

À la sauge sclarée, j'associe la marjolaine et le basilic qui sont d'excellents antispasmodiques.

Formule gouttes

HE basilic	3 ml
HE marjolaine	4 ml
HE sauge sclarée	3 ml

Posologie

Prendre 2 gouttes trois fois par jour sur une mie de pain ou un morceau de sucre 4 à 5 jours avant la date présumée des règles ou au moment des douleurs.

Bouffées de chaleur

J'ai longuement décrit ce problème dans mon livre sur les plantes car il y a de quoi bien soulager par la phytothérapie. En aromathérapie, le choix est plus restreint puisque nous allons nous servir d'une huile essentielle seulement. Il s'agit ici de bouffées de chaleur de la préménopause et de la ménopause.

Au risque de me répéter, ce traitement par l'huile essentielle de sauge officinale ne peut pas être pris en cas de cancer hormonodépendant et de mastose.

HE sauge officinale 10 ml
uniquement sur prescription médicale

Posologie

Prendre 2 gouttes, midi et soir, sur sucre ou mie de pain avant les repas en continu pendant environ un mois puis réduire à 2 gouttes par jour pour une plus longue période. Outre son action œstrogénique, la sauge par ses propriétés anti-sudorales, va permettre de diminuer les sueurs nocturnes inhérentes à la ménopause.

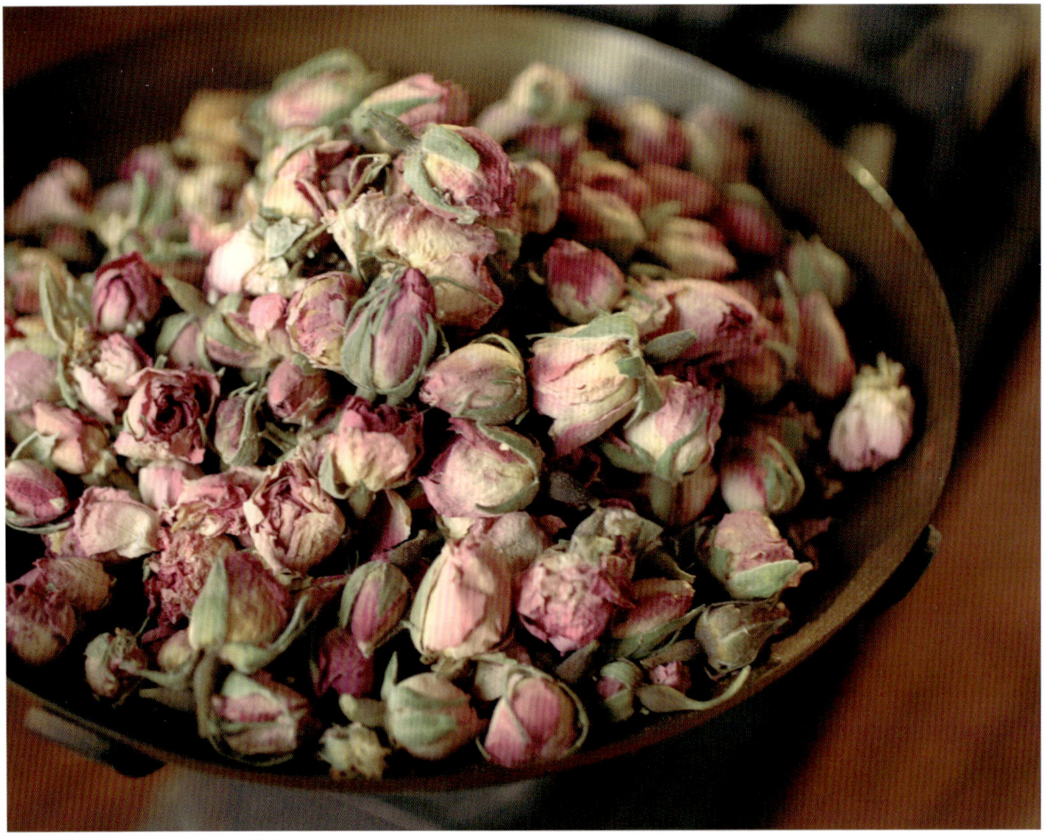

Huiles plaisirs

Après avoir vu ces différentes pathologies, j'ai envie d'être plus futile et de vous indiquer mes recettes d'huiles pour le plaisir, qu'il soit olfactif ou émotionnel.

La notion de plaisir va concerner deux de nos sens : l'olfaction et le toucher.

L'olfaction est certainement le sens qui permet le mieux de stimuler notre mémoire, cela pour plusieurs raisons :

— Le trajet du parfum (nez vers rhinencéphale) est le plus court possible sans passage par le thalamus.

— Le système limbique a été la première partie du cerveau à se développer au cours de notre évolution ; il contrôle nos souvenirs, nos instincts et nos fonctions vitales, c'est lui qu'on appelle « cerveau émotionnel ». C'est la raison pour laquelle une senteur est évocatrice et significative, que ce soit l'arôme du citron, du pain ou de la rose ou tout autre senteur.

L'odorat est vraiment un instinct très primitif.

Les cellules olfactives ont la capacité de se renouveler jusqu'à notre mort, ce qui veut dire que l'on sent autant et aussi bien à 100 ans qu'à 10 ans !

Toutefois les huiles essentielles en diffusion dans l'atmosphère ne vont pas se contenter de titiller nos souvenirs, elles vont agir sur notre psychisme en nous apportant énergie, détente, bien-être selon les huiles choisies.

Bien sûr chacun a sa propre réceptivité, mais en règle générale j'aime distinguer cinq groupes d'huiles essentielles apportant une ambiance et une sensation différente :

— Action purifiante
— Énergie
— Équilibre
— Sérénité
— Volupté

ACTION PURIFIANTE

Ce sont des huiles essentielles qui ont une action désinfectante au niveau respiratoire. Elles vont assainir l'atmosphère tout en facilitant la respiration. Bien évidemment, on retrouve certaines des huiles essentielles que je conseille en cas de rhume ou de grippe.

Il s'agit principalement de celles d'**eucalyptus**, de **niaouli**, de **pin** et de **ravintsara**.

Agréables à diffuser, elles ne sont pas agressives pour les enfants comme les huiles essentielles de thym, origan ou sarriette qui par la présence de phénols sont irritantes pour les bronches.

Elles apportent une sensation de fraîcheur et de propreté dans la maison et il n'est pas nécessaire d'être forcement malade pour les utiliser !

ÉNERGIE

Les huiles essentielles utilisées comme toniques en interne vont se retrouver pour être diffusées.

Il y a bien sûr l'inévitable **menthe poivrée**, le **citron vert**, le **pamplemousse**, la **cannelle**, le **lemon-grass** et le **romarin**.

On peut mélanger par exemple menthe poivrée et romarin ou bien cannelle et lemon-grass.

Ce sont des huiles essentielles capables de dynamiser le système nerveux central, de revigorer et de combattre la lassitude et de chasser les idées noires.

ÉQUILIBRE

Je propose là des huiles essentielles très différentes les unes des autres comme arôme et qui peuvent cependant très bien se marier. Pour apporter une sensation d'harmonie, j'aime faire

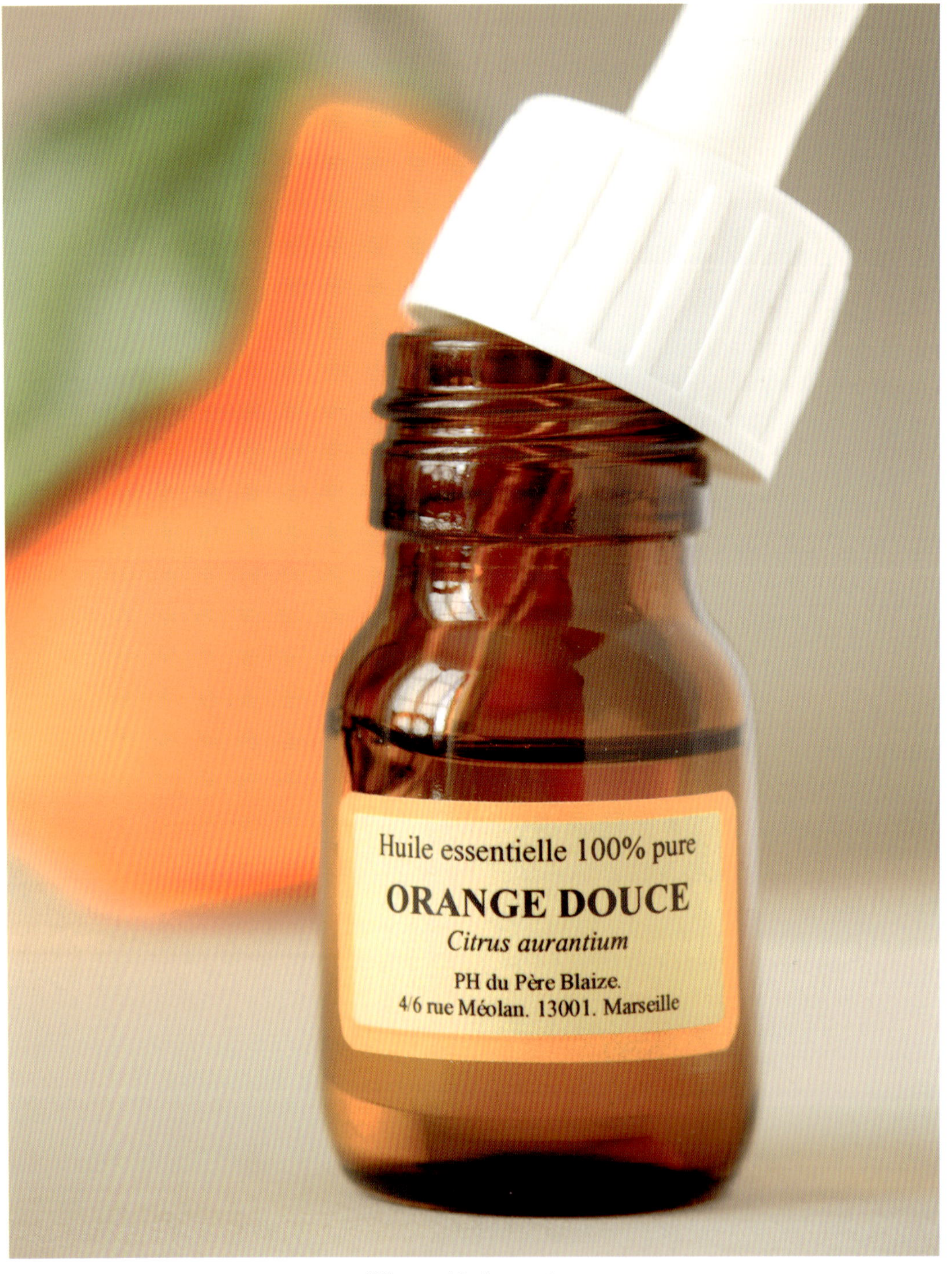

HUile essentielle d'orange douce

diffuser les huiles essentielles de **patchouli**, **cèdre**, **encens**, **géranium**, **myrrhe** ou **vétiver**.
Cèdre, patchouli, encens et myrrhe vont très bien ensemble, de même que vétiver et cèdre ou géranium, encens et patchouli.
Une fois de plus il s'agit là de perceptions très personnelles, mais quelle que soit l'association, elles vont lutter contre l'épuisement mental et stimuler le système nerveux central.

SÉRÉNITÉ

On va retrouver à peu près les mêmes huiles essentielles que j'utilise pour détendre et relaxer en traitement interne et en massage.
L'incontournable **HE lavande** est omniprésente à chaque fois que l'on souhaite apaiser. On peut bien sûr l'utiliser seule ou la faire diffuser avec :

HE orange douce
HE marjolaine
HE mandarine
HE bois de rose
HE petit grain

Ces associations doivent se faire au gré des envies, c'est pour cela que je conseille de prendre chaque huile séparément et de mélanger selon son humeur.
L'huile essentielle de bois de rose se marie bien avec celles d'orange douce, de mandarine et de petit grain.
Toutes ces huiles apaisent, réduisent le stress et la tension nerveuse. On les fait diffuser (grâce à un diffuseur, électrique de préférence) plusieurs fois par jour pendant environ 10 minutes à chaque fois.

VOLUPTÉ

Dans cette classification, il y a pour moi cinq huiles essentielles majeures : trois proviennent de fleurs, une de bois et la dernière d'une racine.
— La **rose** véritable
— L'absolue de **jasmin**
— L'**ylang ylang**
— Le **bois de santal**
— La **racine de nard**
Elles se suffisent tellement à elles-mêmes qu'elles ne doivent pas être mélangées les unes aux autres ; mais là encore je donne mon goût personnel, je n'affirme rien car nous ne sommes plus dans le domaine du savoir, mais dans celui des perceptions sensorielles.

La rose

L'huile essentielle de rose véritable est une pure merveille à l'arôme profond, riche et fleuri. On raconte que c'est la première fleur à avoir été distillée par Avicenne au cours de ses expériences. Aucune essence n'a inspiré autant de parfums.
On a cultivé la rose pour son parfum originellement en Perse puis la culture s'est étendue à tout le Moyen-Orient (Turquie, Syrie) au Maghreb (Maroc) puis en Europe (Bulgarie et France).
Actuellement, l'huile essentielle de rose (*Rosa damascena*) provient surtout de Bulgarie.
Il faut environ 60 000 fleurs de rose pour obtenir 30 g d'huile essentielle de rose. On imagine facilement le temps passé au ramassage et on comprend malheureusement le coût élevé de cette huile en raison du maigre rendement lors de la distillation. Toutefois, on peut se faire plaisir avec de petites quantités, que ce soit en diffusion ou en soin de beauté associé à l'huile de rose musquée. Le parfum de la rose est indissociable de la notion d'amour. Elle est l'emblème de Vénus et la légende veut qu'elle soit née de son sang.
On raconte aussi que Cléopâtre s'était parfumée le corps d'huile de rose lors de sa première rencontre avec Marc-Antoine pour s'en faire aimer !
On trouve la rose partout dans le monde gréco-romain, que ce soit dans des parfums, dans des recettes d'onguents ou lors de cérémonies pour symboliser l'amour.

De nos jours, les roses rouges sont toujours synonymes d'amour et de passion. L'huile essentielle de rose véritable est la seule à se figer en dessous de 20°. Quand cela arrive, il suffit de réchauffer dans le creux de la main le flacon qui la contient. En diffusion, elle dissipe l'anxiété et prédispose à un relationnel réussi.

Cette huile contient principalement du géraniol, du nérol et du citronellol mais c'est tout un ensemble complexe qui produit cette senteur si caractéristique.

En huile plaisir, j'aime mélanger 0,5 ml d'huile essentielle de rose dans 30 ml d'huile de rose musquée. Elle est, bien sûr, réservée au visage pour nourrir, adoucir et revitaliser des peaux ayant un petit peu plus de 20 ans !

Le jasmin

Avec la rose, le jasmin est l'autre essence mythique de la parfumerie. Ce buisson grimpant au feuillage vert persistant se pare, à la fin du printemps, de petites fleurs blanches étoilées qui exhalent un parfum délicieux encore plus puissant quand la nuit tombe.

Ses fleurs sont délicates et pour conserver leur arôme, elles doivent être récoltées la nuit et traitées avant le jour. Elles ne supportent ni distillation ni chaleur. Il existe trois espèces de jasmin cultivées : *officinale, grandiflorum* et *odorantissimum*.

La technique pour obtenir l'huile essentielle de jasmin (qui s'appelle en fait absolue) est celle de l'enfleurage : on dépose les fleurs sur des « tiroirs » remplis de graisse froide en répétant l'opération chaque jour pendant un mois. Les graisses sont ensuite lavées avec de l'alcool, une fois l'alcool évaporé on obtient la concrète puis en dernier l'essence absolue. Il faut sept millions de fleurs pour obtenir un kilo d'absolue, ce qui explique le coût élevé de ce parfum.

Le jasmin est originaire de Chine où il est encore cultivé mais le principal producteur est l'Inde suivie de l'Égypte. Dans la Chine ancienne, le jasmin était le symbole de la femme et de la douceur. En Inde, on le surnomme « reine de la nuit » car c'est à ce moment que la fragrance est la plus intense. La légende veut que Cléopâtre (toujours elle) vint à la rencontre de Marc-Antoine sur une felouque dont les voiles étaient enduites d'essence de jasmin ! Plus près de nous c'est Napoléon I qui en offrait d'énormes bouquets à Joséphine du temps où Grasse était encore la capitale du jasmin.

Son arôme sucré, exotique et capiteux lui confère un effet aphrodisiaque et anti-dépresseur.

Plutôt que de le diffuser, le plaisir sera encore plus intense en huile de bain ou de massage. Pour un bain, diluer 10 gouttes d'absolue de jasmin dans une cuillerée à soupe de base neutre pour bains. Et pendant le bain, rien ne vous empêche de déguster un thé au... jasmin bien sûr !

L'ylang-ylang

J'ai déjà parlé longuement de cette fleur encore nommée *Cananga odorata* et entrant dans la fabrication d'une huile capillaire : le macassar, qui eut son heure de gloire au XIXe siècle. J'en parle abondamment dans le chapitre hypertension et stimulant sexuel. Son arôme floral exotique est envoûtant : c'est pour cela qu'on lui prête un effet aphrodisiaque car il chasse l'anxiété et redonne confiance en soi.

Le bois de santal

J'ai décrit cette huile essentielle dans le cadre du traitement des infections urinaires. Ici je fais appel à son arôme sensuel et oriental. En Inde, on l'utilise depuis 4 000 ans pour favoriser la méditation. Son parfum est également aphrodisiaque et relaxant : c'est sûrement pour cela qu'il entre dans la composition de nombreux parfums masculins !

La racine de nard

Moins connue que les plantes précédentes, le nard (*Nardostachys jatamansi*) fait partie de la famille de la valériane. Le nard provient d'une région de l'Himalaya (Népal), c'est la racine de cette plante qui est utilisée : elle contient de la valeranone et du patchoulol. Elle est employée en Asie pour ses propriétés sédatives mais elle est surtout connue depuis l'Antiquité pour son parfum, époque à laquelle le nard, faisant l'objet d'un commerce important, se répandit loin de sa contrée d'origine bien qu'étant très coûteux.

Dans les Évangiles de Marc et de Jean, il est dit que le Christ invité à manger chez un hôte, fut parfumé de nard de la tête aux pieds par une femme. Cette dernière subit des remontrances de la part de l'hôte pour avoir gaspillé autant d'argent et Jésus prit sa défense.

Son arôme est fort, tenace et très agréable contrairement à son homologue européen « la valériane » dont peu de personnes apprécient l'odeur.

Le plaisir et l'efficacité de la diffusion de toutes ces huiles sont indéniables ce qui n'empêche pas de les compléter par des bains ou des eaux de toilette.

Pour un bain complet, il faut environ 0,5 ml d'huile essentielle pour 3 cuillerées à soupe de base neutre, la proportion reste à peu près la même si l'on veut composer une huile corporelle à son goût. Dans ce cas, on va remplacer la base neutre par des huiles végétales nourrissantes, anti-peau sèche, comme par exemple l'huile de germe de blé et d'amande douce.

Dans le cas d'une peau excessivement sèche, il faut ajouter des huiles riches en acides gras essentiels telles que bourrache et onagre en petites quantités. Par exemple :

Huile essentielle de son choix	1,5 ml
Huile de bourrache	10 ml
Huile d'onagre	10 ml
Huile de germe de blé	| aa qsp 150 ml
Huile d'amande douce	|

On peut bien sûr préparer l'huile corporelle avec une seule huile essentielle quand il s'agit de la rose véritable ou du jasmin, ce qui n'empêche pas de s'amuser à associer des huiles essentielles entre elles pour se créer sa propre huile corporelle.

Huile corporelle « estivale » avec :

HE pamplemousse	0,5 ml
HE verveine	0,5 ml
HE mandarine	0,5 ml
Huile de jojoba	| aa qsp 150 ml
Huile de macadamia	|

Les huiles de jojoba et de macadamia sont plus agréables à utiliser en été parce que moins grasses au toucher et pénétrant plus rapidement.

ATTENTION : ne pas appliquer cette huile avant une exposition au soleil.

Huile corporelle « hivernale » avec :

HE ylang ylang	0,5 ml
HE bois de rose	0,5 ml
HE orange douce	0,5 ml
Huile de germe de blé	| aa qsp 150 ml
Huile d'amande douce	|

On peut évidemment varier ces mélanges selon son humeur, de même que l'on peut légèrement modifier son parfum habituel en ajoutant une huile essentielle de son goût dans son flacon de parfum. J'ai en mémoire une jeune femme qui vient régulièrement chercher de l'huile essentielle de patchouli pour ajouter et modifier son parfum fort connu au demeurant. Elle est sûre ainsi d'avoir un parfum unique. On me demande également très souvent des préparation, d'eaux de toilette, comme par exemple cette eau de toilette à la violette pour « mamie » nostalgique !

Malheureusement ici je ne vais pas utiliser une huile essentielle naturelle car celle de violette est inabordable ; il s'agit donc d'une huile dite reconstituée (c'est-à-dire que l'on essaie de reproduire le parfum de la violette en associant des molécules chimiques susceptibles d'engendrer la même senteur).

HE de violette reconstituée	10 ml
Glycérine	30 ml
Alcool à 60°	qsp 250 ml

À l'alcool, j'ajoute un peu de glycérine qui aide à mieux fixer le parfum et à éviter le dessèchement de la peau induit par l'alcool.

De même que pour les huiles corporelles, on peut réaliser autant d'eaux de toilette que l'on souhaite : à l'officine j'aime bien proposer mon eau de toilette citronnée dont la formule est la suivante :

Formule

Pour un litre :

HE lavande	3 ml
HE citron	8 ml
HE bergamote	8 ml
HE néroli véritable	0,2 ml
HE girofle	0,6 ml
HE verveine	3 ml
Glycérine	40 ml
Alcool à 90°	qsp 1 litre

Cette eau de toilette apporte une sensation de fraîcheur et de bien-être grâce aux huiles essentielles d'agrumes qu'elle contient, toutefois cette présence importante impose une recommandation primordiale : **ne jamais l'appliquer avant une exposition solaire car on court alors un risque évident de taches sur la peau**.

Les huiles plaisir peuvent se porter au niveau gustatif bien que leur usage soit beaucoup plus limité.

Les plus facilement utilisées seront toutes celles d'agrumes dans le cadre de la pâtisserie ou de la liquoristerie (à cela une explication toute simple qui tient à l'obtention de ces huiles essentielles par expression, ce qui les rend beaucoup plus fidèles en senteur que le fruit dont elles sont issues). Les huiles essentielles de citron, d'orange douce, de pamplemousse, de bergamote, de néroli et de petit grain sont très largement employées dans la fabrication de gâteaux ou de crèmes. Pour un gâteau de 4 à 5 personnes, il faut environ 10 gouttes d'huile essentielle.

Il est à mon avis plus difficile en cuisine d'utiliser les huiles essentielles de basilic, d'estragon, de thym ou d'origan, car elles sont beaucoup plus fortes au goût que la plante et surtout elles n'ont pas la subtilité et la finesse de l'aromate en son état. Il est vrai que les huiles essentielles par leur concentration en principes actifs sont davantage des alliées pour soigner que pour aromatiser une soupe au pistou, une sauce tomate ou une pizza !

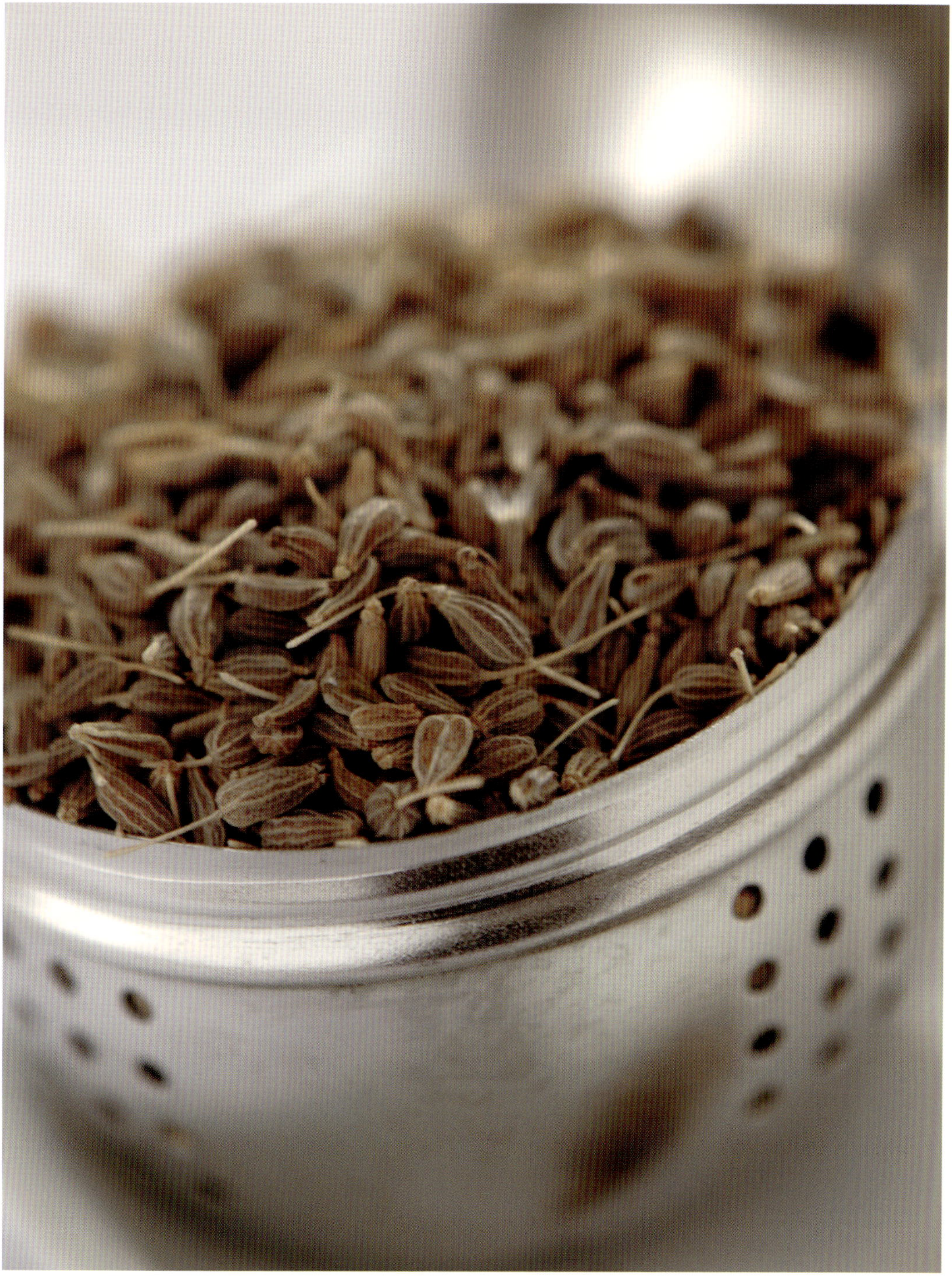

Anis vert

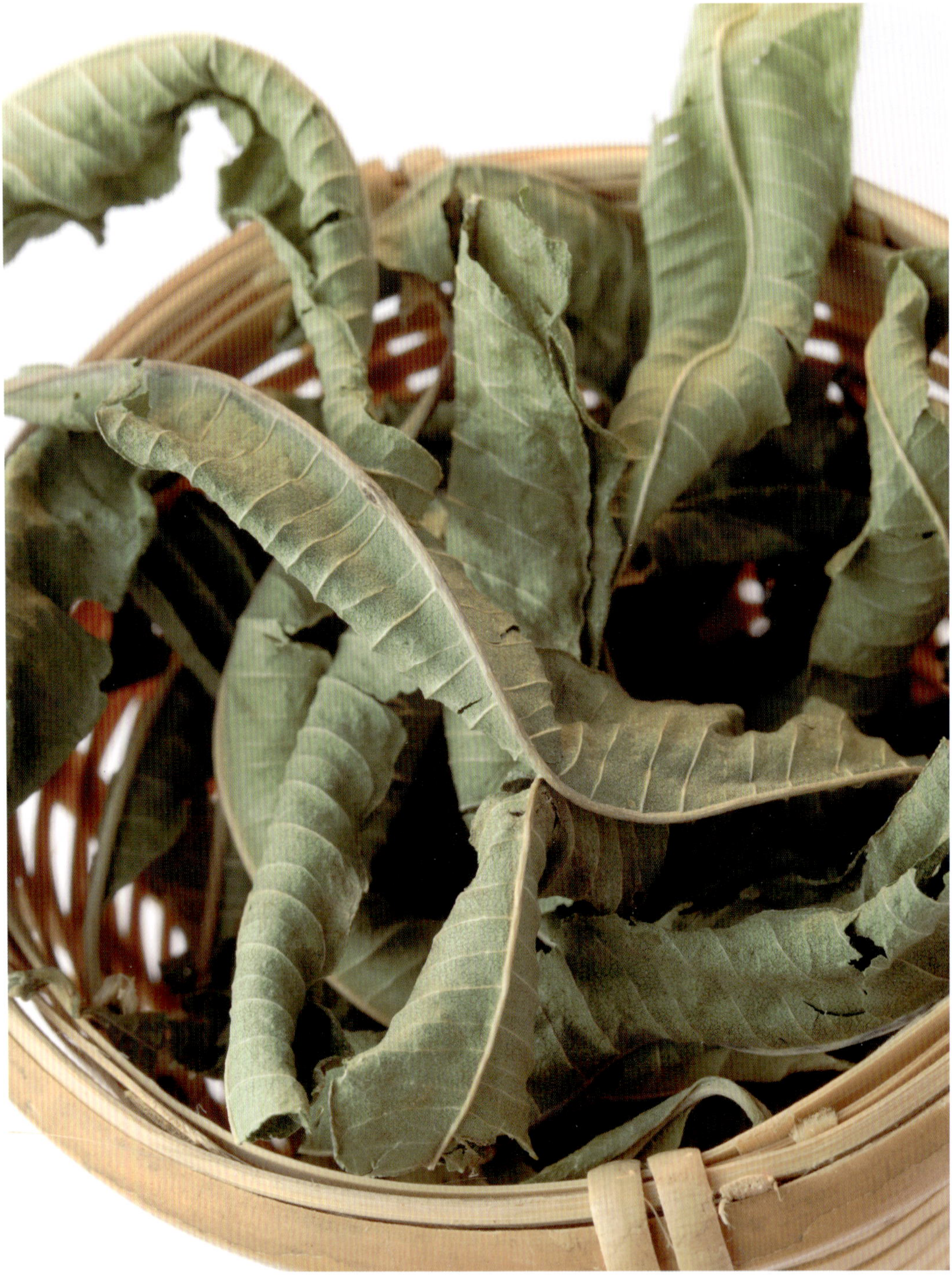

Verveine

Lexique

Astringent : qui resserre. Les astringents végétaux doivent leurs propriétés aux tanins qu'ils contiennent.

Carminatif : qui facilite l'expulsion des gaz.

Cholagogue : qui provoque l'excrétion biliaire.

Cholérétique : qui augmente la sécrétion biliaire.

Diurétique : qui entraîne une augmentation de la sécrétion urinaire

Émollient : se dit d'une médication qui adoucit en amollissant.

PH : coefficient caractérisant l'acidité ou la basicité d'un milieu. PH signifie potentiel hydrogène.

Saprophyte : qui vivent dans l'organisme sans être pathogène ; se nourrit de matière organique non vivante.

Index botanique

Huiles végétales

Plantes

Teintures-mères de plantes

Matières premières

Index des affections

Achevé d'imprimer en août 2014
sur les presses de l'imprimerie Grafiche Zanini
Bologne (Italie)